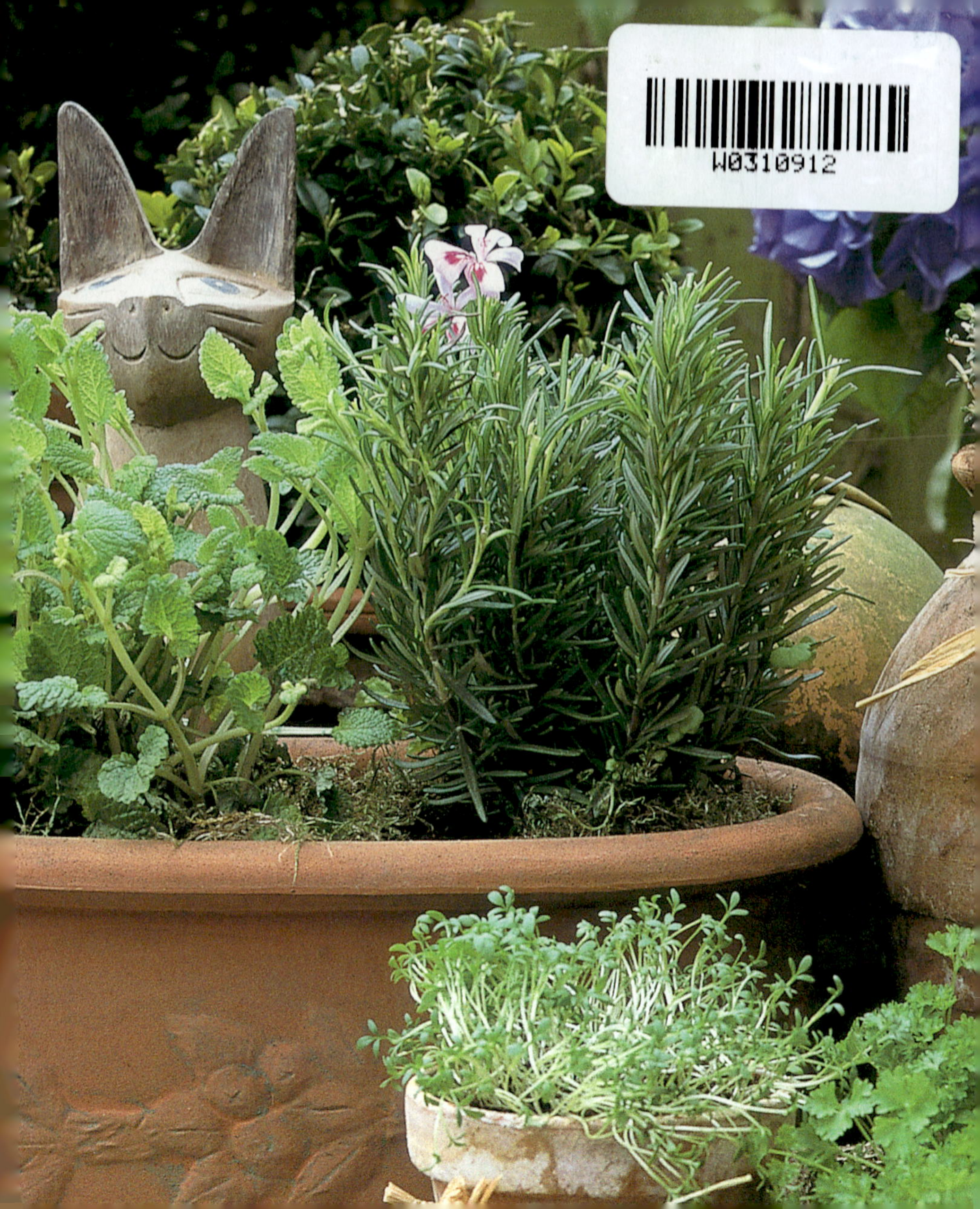

DUMONTS KLEINES KRÄUTER LEXIKON

Anbau • Küche • Kosmetik • Gesundheit

Andrea Rausch
Brigitte Lotz

Zum ersten Hochzeitstag...
„Für die richtige Würze
im Eheleben!"
Deine Frau

DUMONT
monte

Düsseldorf, 30.08.03

Originalausgabe

4. Auflage 2003

Druck und buchbinderische Verarbeitung:
Appl, Wemding

Printed in Germany

ISBN 3-8320-8721-4

Inhalt

Einführung

Die Geschichte des Kräuteranbaus

Das Wissen um Gewürz- und Heilkräuter ist beinahe so alt wie die Menschheit selbst. Mit den Römern und missionierenden Mönchen gelangten viele Ableger und Samen mediterraner Pflanzen über die Alpen, die die heimischen Kräutergärten bereicherten. Später kamen durch die Kreuzzüge zahlreiche orientalische Gattungen und Arten dazu. Neben Karl dem Großen waren es vor allem die Ordensleute wie die Äbtissin Hildegard von Bingen, die in ihren Klostergärten einen unschätzbaren Schatz an Pflanzen und Erfahrungen sammelten. Dieses Wissen wurde in den traditionellen Bauerngärten lange Zeit lebendig gehalten. Doch mit der zunehmenden Technisierung im 20. Jahrhundert änderten sich die Lebensweisen, die Eigenversorgung mit Kräutern und Heilpflanzen geriet stark in den Hintergrund. In der letzten Zeit streben aber wieder mehr Menschen nach einer gesunden und naturgemäßen Ernährung. Was liegt hier näher, als sich selbst mit aromatisch duftenden Küchenkräutern und wirksamen Heilpflanzen zu versorgen? Damit Ihnen Anbau und Ernte gut gelingen, haben wir die wichtigsten Gewürze und Heilpflanzen detailliert beschrieben. In den Pflanzenporträts finden Sie neben Angaben zu Pflanzung und Pflege auch Rezepte und Rezepturen, die Ihnen zeigen, wie vielfältig Kräuter anzuwenden sind.

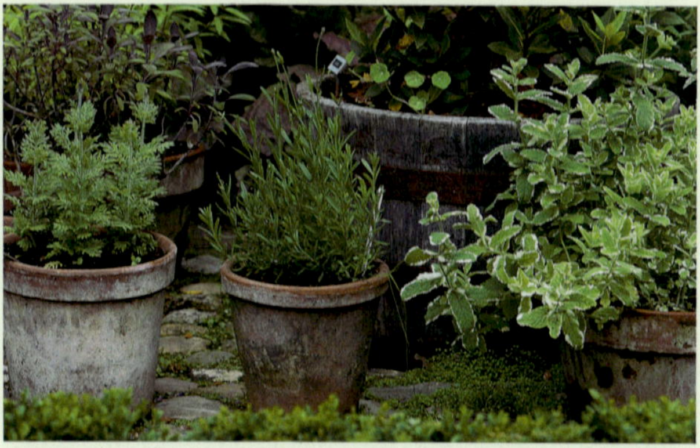

WIE SOLL DER KRÄUTERGARTEN AUSSEHEN?

Ihren Kräutergarten können Sie nach Lust und Laune gestalten, sei es als Kräuterbeet für die ganze Familie, als Topfgarten auf dem Balkon oder das ganze Jahr über auf der Fensterbank. Bei der Kultur in Töpfen haben Sie den Vorteil, dass Sie kälteempfindliche Pflanzen wie Basilikum oder Rosmarin den Winter über ins Haus holen können. Mehrjährige Kräuter wie Thymian oder Ysop lassen sich sehr gut in Staudengemeinschaften integrieren. Besonders praktisch ist eine Kräuterspirale, bei der Sie viele Pflanzen auf kleinstem Raum unterbringen können. Dabei ist es wichtig, dass auf die Nordseite schattenverträgliche Kräuter wie Petersilie, Kerbel, Liebstöckel oder Pfefferminze gepflanzt werden, während für den oberen, trockeneren Bereich sonnenliebende Vertreter wie Thymian, Majoran, Salbei oder Rosmarin ausgewählt werden. Die typischen Küchenkräuter stehen am besten in Hausnähe.

Saatgut oder Jungpflanze?

Viele Gewürz- und Heilpflanzen sind als Saatgut oder Jungpflanzen erhältlich, sei es in der Gärtnerei, auf dem Wochenmarkt oder über den Versandhandel. Einige lassen sich auch leicht selbst vermehren. Man kann sie teilen, Stecklinge von ihnen schneiden oder Samen ernten. Wärmebedürftige Kräuter wie Basilikum oder Rosmarin zieht man am besten im Haus vor, während andere ein Umpflanzen überhaupt nicht vertragen und an Ort und Stelle ausgesät werden. Natürlich ist das auch alles eine Frage des Preises und der Menge. Eine Aussaat ist häufig preiswerter als Jungpflanzen, andererseits benötigt man manchmal nur eine Pflanze. Wie Sie in diesem Punkt am besten vorgehen, finden Sie in der individuellen Beschreibung jeder Pflanze.

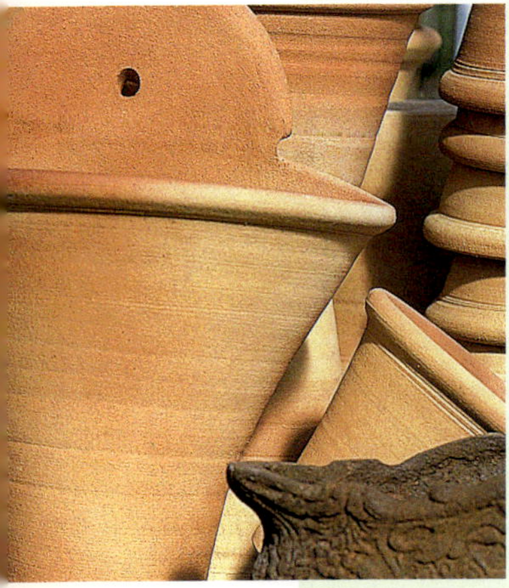

Pflanz- und Pflegetipps

Frostharte Gewürz- und Heilpflanzen in Töpfen kann man das ganze Jahr über pflanzen. Ideale Jahreszeiten sind jedoch das Frühjahr und der Herbst. Wärmebedürftige Vertreter dürfen erst nach Mitte Mai ohne Frostgefahr ins Freie. Das Beet sollte dann gut vorbereitet sein. Schwerer Boden wird mit Sand und Kompost gelockert, nährstoffarme Sandböden werden mit humusreichem Kompost verbessert. Diese Kompostgaben oder eine organische Düngung im Frühjahr reichen den meisten Kräutern aus. Bei Bedarf kann man nach der Ernte im Sommer flüssig nachdüngen, wobei

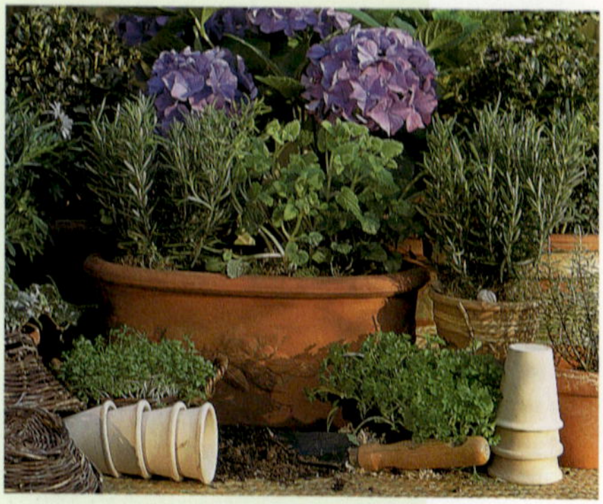

Sie Pflanzenbrühen ansetzen oder auf Fertigpräparate zurückgreifen können. Überdüngte Pflanzen wachsen jedoch stark und sind weniger aromatisch.

Viele sonnenliebende Kräuter vertragen Trockenheit, sind aber trotzdem für eine ausreichende Wasserversorgung dankbar. Das gilt besonders für Kräuter in Töpfen, da sie keinen Nachschub aus dem Boden bekommen. Sie sollten zudem im Sommer alle 4 Wochen flüssig gedüngt werden. Eine Mulchschicht schützt die Bodendecke eines Kräuterbeetes vor Austrocknung und Unkrautbewuchs. Sperrige Kräuter kann man im Spätherbst in Form schneiden, der eigentliche Rückschnitt erfolgt dann im Frühjahr.

PFLANZENSCHUTZ

Der richtige Standort und optimale Kulturbedingungen sind die beste Vorbeugung vor einem Befall mit Schädlingen und Krankheiten. Häufig wehrt schon allein der starke Geruch vieler Gewürzpflanzen schädliche Insekten ab. Wenn sie trotzdem einmal auftauchen, versuchen Sie es zunächst mit umweltschonenden Methoden: Schneiden Sie befallene Stellen heraus, sammeln Sie die Schädlinge ab, stellen Sie Fallen auf oder bringen Sie Pflanzenbrühen aus. Bei einem starken Befall greifen Sie unbedingt auf nützlingsschonende Präparate, zum Beispiel auf Kaliseifen- oder Niembaumbasis, zurück.

Brennnessel-Jauche gegen Blattläuse: 1 kg frische oder 200 g getrocknete Brennnesseln mit 10 Liter Wasser ansetzen. Das Ganze 14 Tage gären lassen und dabei täglich umrühren. Zum Gießen wird die Jauche 1:10 mit Wasser verdünnt, zum Spritzen 1:20. Wen der Geruch auf dem Balkon oder der Terrasse stört, kann auch einen Kaltwasserauszug aus Brennnesseln herstellen. Dieser wird genauso angesetzt, vergärt aber nicht und kann nach 1–2 Tagen unverdünnt gespritzt werden.

Ackerschachtelhalm-Brühe gegen Mehltau, Rost und Schorf: 300 g frisches oder 30 g getrocknetes Kraut werden für 24 Stunden in 10 Liter Wasser eingeweicht. Anschließend wird die Brühe 30 Minuten lang aufgekocht. Sobald die Flüssigkeit abgekühlt ist, wird sie abgesiebt und im Verhältnis 1:5 mit Wasser verdünnt. Am besten bringt man die Brühe, die man auch mit Rainfarn zusammen ansetzen kann, vormittags aus.

Rainfarn-Tee gegen Blattläuse und Spinnmilben: 300 g frische oder 30 g getrocknete Pflanzen werden mit 10 Liter kochendem Wasser aufgebrüht. Der Tee muss 10–15 Minuten ziehen und wird dann abgesiebt. Sobald er abgekühlt ist, wird er im Verhältnis 1:3 mit Wasser verdünnt.

Kräuter sind nicht nur beliebte Nektarlieferanten für Bienen, Hummeln und Schmetterlinge. Sie locken gleichzeitig auch Nutzinsekten wie Schwebfliegen, Florfliegen oder Marienkäfer an, die sich – meist in Gestalt ihrer Larven – als wirksame Schädlingsvertilger auszeichnen.

MISCHKULTUR

Pflanzen haben ebenso unterschiedliche Ansprüche an ihren Standort wie an ihre Nachbarn. Sie beeinflussen sich durch ihre Düfte und Wurzelausscheidungen negativ wie positiv und wehren zudem Schädlinge ab. Hier einige Beispiele nützlicher Gemeinschaften:

- Bohnenkraut in die Nähe von Bohnen gepflanzt hält die Schwarze Bohnenlaus fern, Lavendel schützt Rosen vor Blattläusen.
- Kümmel, Kapuzinerkresse und Meerrettich verbessern den Geschmack von Kartoffeln.
- Dill, Fenchel, Kümmel und Koriander gedeihen neben Gurken, Möhren und Zwiebeln besonders gut.
- Pfefferminze, Salbei und Thymian schrecken Kohlweißlinge ab.
- Lauchgewächse vertragen sich nicht mit Bohnen, Petersilie wächst nicht gern neben Salat.

WAS MACHT KRÄUTER SO WERTVOLL?

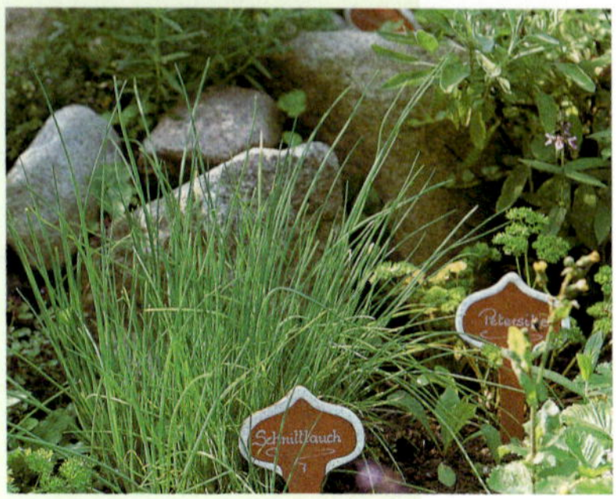

Das Aroma von Gewürzen und die Wirksamkeit von Heilpflanzen beruht meist auf der Kombination mehrerer Inhaltsstoffe. Diese sind in den unterschiedlichsten Pflanzenteilen zu finden, vor allem in den Blättern, Blüten, Wurzeln, Zwiebeln,

Früchten oder Samen. Kräuter enthalten unter anderem wasserlösliche Gerbstoffe, die desinfizierend und wohltuend auf die Schleimhäute wirken, magenstärkende Bitterstoffe, reizmildernde, entzündungshemmende Schleimstoffe sowie zahlreiche Vitamine und Mineralstoffe. Die wichtigsten Komponenten sind jedoch leicht flüchtige ätherische Öle, die der Pflanze das spezifische Aroma verleihen. Durch spezielle Aufbereitungsmethoden und Konservierung der Inhaltsstoffe werden die heilkräftigen Pflanzen zu Drogen verarbeitet.

Auch wenn Heilkräuter äußerst schonend wirken und kaum Nebenwirkungen auftreten, sollten Sie sich an die empfohlene Dosierung halten. Kurieren Sie nur leichtere Beschwerden damit, einen Arztbesuch kann die Behandlung nicht immer ersetzen.

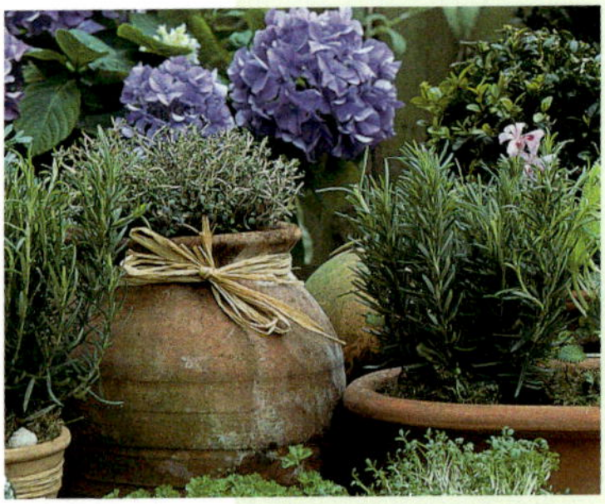

So bewahrt man Aroma und Wirkstoffe

Blätter, Blüten und krautige Pflanzenteile schneidet man am besten früh am Vormittag, sobald die Pflanzen abgetrocknet sind. Nach sonnigen Tagen ist der Gehalt an wertvollen Inhaltsstoffen am höchsten. Blätter erntet man am besten vor der Blüte, dann sind sie besonders zart. Beim Schneiden sollte das Herz der Pflanze nicht verletzt werden, damit diese rasch wieder austreiben kann. Reife Samenstände werden ebenfalls in den frühen Morgenstunden geerntet, und zwar bevor die Samen ausfallen, Wurzeln meist im Herbst oder zeitigen Frühjahr.

Frisch verarbeitet sind Kräuter besonders aromatisch und wirksam. Wichtig ist, sie kleinzuschneiden und gut zu kauen.

Viele Gewürze und Heilkräuter lassen sich gut konservieren, ohne viel von ihrem Aroma zu verlieren. Dabei gibt es die verschiedensten Möglichkeiten, wie man sich selbst im Winter mit Kräutern und Kräuterprodukten versorgen kann.

Trocknen: Abgeschnittene Stiele und Samenstände schütteln Sie am besten kräftig aus, damit sich keine kleinen Insekten mehr darin verstecken. Dann werden sie gebündelt und kopfüber an einem luftigen, trockenen und schattigen Platz aufgehängt oder auf Rosten ausgelegt. Unter die Samenstände breitet man zusätzlich noch Baumwolltücher oder Küchenpapier aus. Wurzeln werden gründlich gewaschen und trocken gerieben, bevor man sie wie das Kraut zum Trocknen aufhängt. Große Wurzeln trocknen schneller, wenn man sie längs halbiert und anschließend in Teilstücke schneidet. Bei feuchter Witterung, wenn die Pflanzenteile leicht zu schimmeln beginnen, oder wenn es schneller gehen soll, kann man im Backofen oder in speziellen Kräutertrocknern nachtrocknen. Beachten Sie aber, dass sich bei Temperaturen über 35–40 °C die ätherischen Öle verflüchtigen. Nach dem Trocknungsvorgang werden die Samen noch einmal gesiebt und von der Spreu getrennt. Die krautigen Pflanzenteile sind nach etwa 3–4 Tagen trocken, sobald sie zwischen den Fingern rascheln und zerbröseln. Dann kann man sie nach Bedarf zerkleinern und wie die Samen in luftdichten Dosen oder braunen Gläsern aufbewahren. Blüten und Blätter behalten ihre Wirksamkeit meist nur 1 Jahr.

EINFRIEREN: Einige Kräuter wie Petersilie, Basilikum, Thymian oder Schnittlauch behalten tiefgefroren ihr Aroma. Dafür eignen sich Folienbeutel oder Plastikdosen.

ESSIG UND ÖL: Kräuteressig lässt sich einfach herstellen, indem man die Kräuter, wie zum Beispiel Estragon, Basilikum, Dill oder Minze, einige Wochen bis Monate in dunklen Flaschen mit Weißweinessig ziehen lässt. Für Kräuteröl rechnet man 1 Hand voll Kräuter pro Liter Öl, die man 3–6 Wochen einwirken lässt. Geeignet sind Eberraute, Majoran, Thymian, Rosmarin oder Salbei. Wie beim Essig ist es wichtig, dass alle Pflanzenteile gut bedeckt sind, damit sie nicht faulen. Verwenden Sie nur guten Essig und hochwertiges Öl. Verschließen Sie die Flaschen dicht, stellen Sie sie auf eine sonnige Fensterbank und schütteln Sie sie täglich kräftig durch. Kräuteröl wird zum Schluss noch einmal abgesiebt und hält sich in dunklen Flaschen an einem kühlen Platz sehr lange.

WEIN UND LIKÖR: Für 1 Liter weißen oder roten Kräuterwein, den man bei Zimmertemperatur aufgestellt nach einigen Wochen genießen kann, reicht 1 Hand voll Kräuter. Für wohltuende Kräutergeister setzt man 1 gute Hand voll Kräuter mit 1 Liter klarem Branntwein an, Liköre werden zusätzlich mit konzentriertem Zuckerwasser gesüßt. Sie sollten 3–4 Wochen ziehen und vor dem Genießen noch einmal umgerührt werden.

KRÄUTERKISSEN, DUFTSÄCKCHEN: Getrocknete Kräuter, die ätherische Öle enthalten, werden in Leinen- oder Baumwollbezüge gefüllt. Beliebt sind zum Beispiel Lavendel oder Baldrian, denn sie duften herrlich und helfen beim Einschlafen.

Die folgenden Hinweise sollen Ihnen helfen, sich mühelos im Kräuter-Lexikon zurechtzufinden:
Die Pflanzen werden alphabetisch nach ihren botanischen Namen aufgeführt. In der Zeile darunter finden Sie die gängigste deutsche Bezeichnung. Gibt es im Volksmund noch weitere Namen, stehen diese im Text.

Die Symbole im Kasten in der Randspalte zeigen Ihnen schon auf den ersten Blick die wichtigsten Merkmale jeder Pflanze. Sie haben folgende Bedeutung:

Lebensform:	*Standort:*	*Verwendung:*
⊙ *einjährig*	*sonnig*	*Küchenkraut*
∞ *mehrjährig*	*halbschattig*	*Heilpflanze*
	schattig	*Kosmetik*
		Zierpflanze

Eigenschaften:
! *reizend, kann Allergien auslösen oder giftig sein*

Einige der genannten Pflanzen sind giftig oder können bei empfindlichen Personen Allergien auslösen. Wie giftig sie sind, hängt wesentlich von der Dosis, vom verwendeten Pflanzenteil selbst oder seiner Aufbereitung ab. Bedenken Sie auch, dass Kinder sich oft von den häufig farbenprächtigen Blüten und Früchten giftiger Pflanzen angezogen fühlen. Beachten Sie bitte deshalb die Hinweise auf der letzten Seite jedes Porträts. Im Zweifelsfall verzichten Sie lieber auf die Anwendung.

Achillea millefolium
Schafgarbe

Lebensform:
∞

Standort:
☼ – ☀

Verwendung:
✕ ⚕ ❀

Eigenschaften:
!

FAMILIE: Korbblütler (*Asteraceae*)

HERKUNFT: Die Gewöhnliche Schafgarbe kommt von den gemäßigten Zonen Europas bis nach Mittelasien natürlich vor. In Nordamerika, Neuseeland und Australien ist sie eingebürgert. Schon in der Antike fand sie als blutstillende und desinfizierende Heilpflanze Verwendung. Aufgrund der Bitterstoffe ersetzte sie lange Zeit den Hopfen bei der Bierherstellung.

MERKMALE: Die buschige Staude wird 30–80 cm hoch und blüht von Juni bis Oktober mit weißen bis rötlich getönten Zungenblüten in schirmförmigen Blütendolden. Die zahlreichen Gartensorten blühen von gelb bis karminrot. Der Artname »millefolium« (tausendblättrig) stammt von den filigranen, fein zerteilten Blättern. Das Kraut enthält reichlich Bitterstoffe und ätherisches Öl, das seinen charakteristischen Geruch ausmacht.

VERWANDTE ARTEN: Die cremeweißen Blüten der Muskatgarbe (*Achillea ageratum*) erscheinen den ganzen Sommer hindurch. Als Gewürz verwendet, verleiht sie Speisen ein leichtes Muskataroma. Die zarten Blätter der Sumpf-Schafgarbe (*A. ptarmica*) schmecken auf Butterbroten oder in

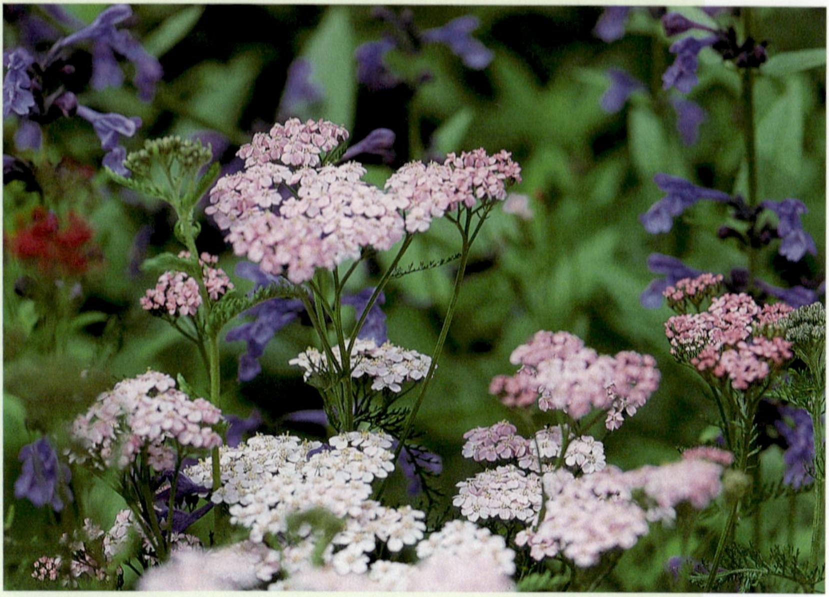

Salaten. Sie haben im Gegensatz zu *Achillea millefolium* keinen bitteren Beigeschmack.

Standort: Die anspruchslosen Stauden gedeihen am besten auf trockenen, nährstoffarmen Böden in sonnigen bis halbschattigen Lagen. Sie vertragen keine Staunässe. Als sogenannte Pionierpflanzen besiedeln sie rasch brachliegendes Neuland.

Kultur: Die Pflanzen werden im Frühjahr geteilt oder ausgesät, letzteres entweder im Haus oder direkt an geschützte

Stellen im Freien. Die Samen der Lichtkeimer dürfen dabei nicht mit Erde bedeckt werden. Während der Blütezeit bleibt die Staude am liebsten ungestört an Ort und Stelle stehen. Sie treibt nach jeder Ernte rasch wieder aus dem Wurzelstock aus. Nach der Blüte wird die gesamte Pflanze zurückgeschnitten.

Ernte: Blühende, nicht verholzte Triebe werden bis kurz über dem Boden abgeschnitten, zum Trocknen aufgehängt und anschließend zerkleinert in dunklen Behältern gelagert. Zum Würzen werden junge Blätter stets frisch verarbeitet. Für medizinische Zwecke wird die Art verwendet, für den Ziergarten gibt es zahlreiche farbenfrohe Sorten.

Der besondere Tipp

Schafgarbenwickel

Ein Schafgarbenwickel hilft bei schmerzhaften Bauchkrämpfen und Verdauungsproblemen. Dafür müssen 4 Esslöffel Blüten und Blätter in 1 Liter kochendem Wasser 5 Minuten abgedeckt ziehen. Dann wird der Teesud abgeseiht und ein Handtuch im Tee getränkt. Das ausgewrungene Handtuch auf die schmerzende Stelle legen und mit einer heißen Wärmflasche gut warm halten. Sie werden sehen, das wirkt wahre Wunder!

Verwendung

Kräuterküche:
Frisch gepflückte, junge Blätter eignen sich als Brotbelag oder als Beigabe zu Salaten, Quark und Gemüsegerichten. Fette Speisen werden durch sie bekömmlicher.

Heilwirkung:
Schafgarbe enthält neben ätherischen Ölen Bitterstoffe und Gerbstoffe und wurde schon in der Antike als Heilkraut genutzt. Ein Tee von getrockneten Sprossteilen und Blüten wirkt verdauungsfördernd und entkrampfend. Er hemmt Entzündungen, wirkt blutstillend und hilft bei Menstruationsbeschwerden. Man rechnet 2 gehäufte Teelöffel auf 1/4 Liter Wasser. Alkoholisch verdünnte Tinkturen werden als Naturheilmittel bei Harnwegsinfektionen sowie Herz- und Kreislaufbeschwerden eingesetzt. Dem Waschwasser beigesetzt, hilft das Kraut äußerlich bei Ekzemen, als Gurgellösung bei Zahnfleischentzündungen.

Zierwert:
Die beliebte Blütenstaude eignet sich für Beete und Rabatten und macht auch im Kübel eine gute Figur. Die Blütenstände locken zahlreich Bienen an und können als Schnitt- oder Trockenblume verwendet werden.

Wichtiger Hinweis:

Das Kraut kann bei sensiblen Personen Allergien auslösen, die Haut wird empfindlicher gegenüber Sonnenlicht. Es sollte deshalb nicht in der Schwangerschaft eingenommen werden.

Agastache mexicana
Mexikanische Minze

Lebensform:
⊙

Standort:
☼ – ◐

Verwendung:
✕ ❀

FAMILIE: Lippenblütler (*Lamiaceae*)

HERKUNFT: Wie der Name schon vermuten lässt, stammt diese bezaubernde Pflanze ursprünglich aus Mexiko. Ihr Bekanntheitsgrad steigt zunehmend und sie erfreut sich dank ihrer dekorativen Blütenkerzen und des süßlichen Duftes im Zier- wie im Kräutergarten großer Beliebtheit. Neben ihr besteht die Gattung aus noch weiteren, nicht weniger attraktiven, minzeähnlichen Arten.

MERKMALE: Die strauchartig wachsende, 60–90 cm hohe Pflanze wird aufgrund ihrer Kälteempfindlichkeit meist einjährig gezogen. Im Sommer erscheinen dichte, flauschige Blütenähren in zartem Violett, Blau oder Weiß, die reichlich von Bienen und Schmetterlingen aufgesucht werden. Dem anisähnlichen Duft ihrer Blätter verdankt die Art den Namen Anis-Ysop oder Lemon-Ysop.

SORTENTIPP: 'Champagne' blüht rosa bis aprikotfarben und duftet nach Minze. Daneben gibt es auch Auslesen mit reinem Zitronenaroma.

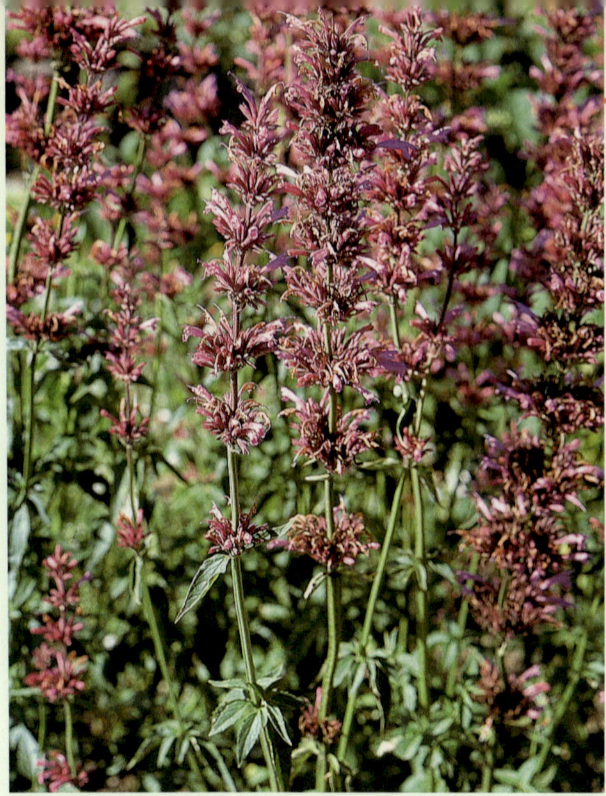

VERWANDTE ARTEN: *Agastache foeniculum*, die Duftnessel, ist auch unter dem Namen *A. anisata* bekannt. Neben den aromatischen Blättern, die Süßspeisen, Tees und Salate würzen, erfreut sie im Sommer mit 20 cm langen, lilafarbenen Blütenähren. Sie wächst auch in unserem Klima als ausdauernde Staude. Die Blätter von *A. cana* duften ähnlich wie Orangen-Thymian und werden in ihrer Heimat als sogenannte Moskitopflanze eingesetzt, da sie lästige »Blutsauger« vertreibt. Die Koreanische Minze (*Cedronella japonica*) wurde früher ebenfalls der Gattung *Agastache* zugeordnet. Sie wird in der traditionellen Chinesischen Medizin bei Erkältungskrankheiten und Übelkeit verwendet und soll auch gegen Pilzinfektionen helfen.

Standort: Der ideale Platz ist sonnig bis halbschattig. Der Boden sollte gleichmäßig feucht, aber gut durchlässig sein, so dass keine Staunässe entsteht.

Kultur: Im Frühjahr wird im Gewächshaus oder auf der Fensterbank ausgesät und vorkultiviert. Die jungen Pflänzchen dürfen erst ins Freie, wenn keine Frostgefahr mehr besteht. *Agastache* kommen in Gruppen besonders gut zur Geltung, der Pflanzabstand sollte dabei mindestens 20 x 20 cm betragen. Wichtig ist, die Pflanzen gut feucht zu halten. Eine Gabe Kompost im Frühjahr liefert ausreichend Nährstoffe für die Saison.

Ernte: Die Blätter werden möglichst frisch verarbeitet. Wenn überhaupt, sollten sie nur kurz erhitzt werden, damit das Aroma nicht verloren geht.

Der besondere Tipp

Eine Alternative zu Zucker

Wenn Sie auf Zucker verzichten möchten, süßen Sie Ihren Tee doch einfach mit den Blättern von *Agastache foeniculum*. Das schmeckt nicht nur, sondern ist auch noch sehr gesund. Denn die Wirkstoffe der Duftnessel lindern Halsschmerzen und Erkältungsbeschwerden.

Verwendung

Kräuterküche:

Als Tee oder Würze von Fischgerichten, Soßen, Suppen oder Salaten sind die frischen Blätter unersetzlich. *Agastache mexicana* erinnert an Französischen Estragon und ist eine gute Alternative zu diesem Küchenkraut. Diejenigen, die kein Anis mögen, können auf die bereits erwähnten Varietäten mit reinem Minze- oder Zitronenaroma zurückgreifen.

Zierwert:

Mit ihren großen Blütenähren ist *Agastache* neben dem herrlichen Duft und den wertvollen Inhaltsstoffen eine prächtige Schmuckstaude, an der jeder Gartenbesitzer viel Freude haben wird. Denn wie der Sommerflieder (*Buddleja*) lockt sie unermüdlich Schmetterlinge an. Die Pflanze passt besonders gut in Naturgärten, filigrane Sommerblumen wie Schmuckkörbchen oder Eisenkraut betonen den natürlichen Charakter noch. Zudem ist sie als Schnittblume geeignet, da ihre Blütenähren in der Vase lange haltbar sind.

Allium sativum
Knoblauch

Lebensform:
⊙ – ∞

Standort:
☼

Verwendung:
🍴 ⚕ ❀

Eigenschaften:
!

FAMILIE: Lauchgewächse (*Alliaceae*)

HERKUNFT: Knoblauch stammt ursprünglich aus Zentralasien, wurde aber schon vor Jahrtausenden in die ganze Welt verbreitet. Er gehört zu den ältesten Heil- und Gewürzpflanzen. Bereits die ägyptischen Pyramidenarbeiter wurden mit regelmäßigen Knoblauchgaben bei Kräften gehalten.

MERKMALE: Die Zwiebelpflanze bildet um die Hauptzwiebel herum zahlreiche Brutzwiebeln, besser bekannt als Knoblauchzehen. Im Hochsommer erscheinen dann 100 cm hohe Blütenstängel mit weißen, sterilen Blüten in einer kugeligen Scheindolde. Um den Blütenboden herum entwickeln sich statt der Samen kleine Brutzwiebeln, die im nächsten Jahr wie die Zehen ebenfalls zur Vermehrung dienen können. Nur in warmen Gegenden ist die Staude mehrjährig, ansonsten werden die Brutzwiebeln jedes Jahr neu gesteckt.

SORTENTIPP: Sorten gibt es nicht, dafür ist Knoblauch aus verschiedenen Anbaugebieten erhältlich. Man sollte jedoch wissen, dass Knoblauch aus südlichen Regionen in kühleren Gebieten nicht ausreichend frosthart ist.

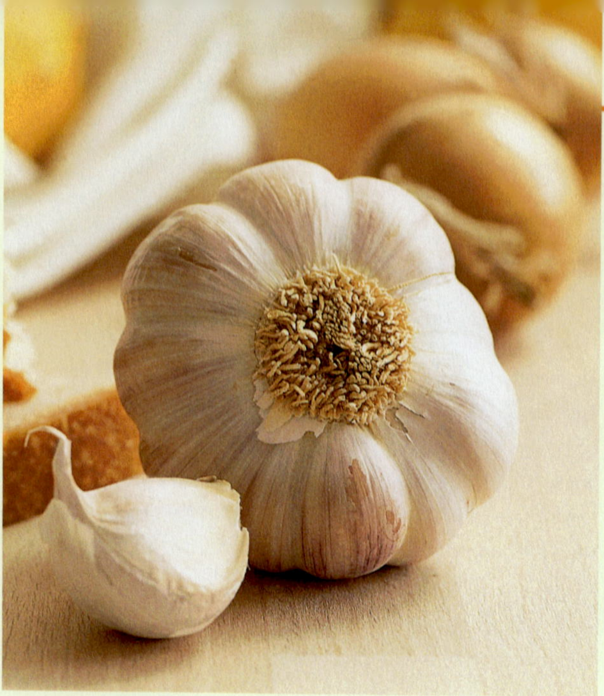

VERWANDTE ARTEN: Eine interessante Variante ist der Schnitt-Knoblauch (*Allium tuberosum*), dessen grasartige Blätter weniger intensiv nach Knoblauch schmecken und wie Schnittlauch zu verwenden sind. Man kann sie vom Frühjahr bis zum Herbst ernten und damit Salate, Soßen und andere Speisen würzen. Knoblauch-Schnittlauch, wie die Art auch genannt wird, kann man im Herbst ausgraben, eintopfen und auf der Fensterbank bei mäßiger Temperatur überwintern.

STANDORT: Knoblauch braucht es sonnig und warm. Der Boden sollte locker, humus- und nährstoffreich sowie frei von Unkraut sein. Staunässe verträgt die Pflanze nicht.

KULTUR: Die Zehen werden in wärmeren Gegenden im Herbst gesetzt, ansonsten besser im Frühjahr. Sie sollten im Abstand von 10–15 cm etwa 5 cm tief in die Erde kommen, der Abstand zwischen den Reihen beträgt mindestens 20 cm.

ERNTE: Frühjahrspflanzungen sind ab Hochsommer, Herbstpflanzungen im nächsten Frühjahr erntereif. Dabei werden die Zwiebeln geerntet, wenn die Blätter eintrocknen und vergilben. Sie werden gereinigt und zum Abtrocknen gebündelt an einem luftigen, trockenen, frostfreien Ort aufgehängt. So halten sie sich bis in den Winter hinein. Die Brutzwiebeln aus der Blütenregion eignen sich zur Vermehrung und weniger für den Verzehr.

DER BESONDERE TIPP

KNOBLAUCH-ZWIEBEL-SUPPE

10 Knoblauchzehen und 200 g Zwiebeln abziehen und in Scheiben schneiden, den Knoblauch zusätzlich salzen. Von 1/2 Bund gewaschenem Majoran die Blättchen abzupfen. Die Hälfte des Majorans mit den Zwiebeln und dem Knoblauch in Öl andünsten. Dann 1 Liter Gemüsebrühe zugießen und alles 15 Minuten köcheln lassen. In der Zwischenzeit rührt man 5 Esslöffel Weißwein mit 2 Teelöffeln Stärke an und gießt dies unter Rühren in die kochende Suppe. Zum Schluss mit Salz, Pfeffer und Majoranblättchen würzen und die Suppe nach Belieben mit Croûtons garnieren.

VERWENDUNG

KRÄUTERKÜCHE:

Roh oder gedünstet würzt Knoblauch Salate, Gemüsegerichte, Fleisch, Suppen und Soßen. Zudem lässt er sich gut in Essig und Öl einlegen.

HEILWIRKUNG:

Neben ätherischen Ölen enthält Knoblauch den Wirkstoff Allicin, der stark antibiotisch wirkt. Er wirkt desinfizierend, senkt den Blutdruck und Cholesterinspiegel und fördert gleichzeitig die Durchblutung. Er hilft bei Blähungen genauso wie bei Hautleiden. Akne-Patienten wird empfohlen, eine frische Zehe auf die betreffende Hautstelle zu reiben. Täglich morgens 2 Gläser Knoblauch-Milch auf nüchternen Magen helfen bei Magen-Darm-Beschwerden. Dafür werden 3 Zehen abgezogen und in 1/8 Liter Milch gepresst. Die Milch aufkochen und abseihen. Mehr als 2–3 frische Zehen am Tag können jedoch zu Magenbeschwerden führen.

ZIERWERT:

Zwischen Rosen gepflanzt, soll Knoblauch deren Duft verstärken.

WICHTIGER HINWEIS:

Wegen seiner blutverdünnenden Wirkung sollten Schwangere nicht mehr als 2–3 Zehen täglich verzehren. Bei Fertigpräparaten achten Sie bitte auf die Dosierungshinweise

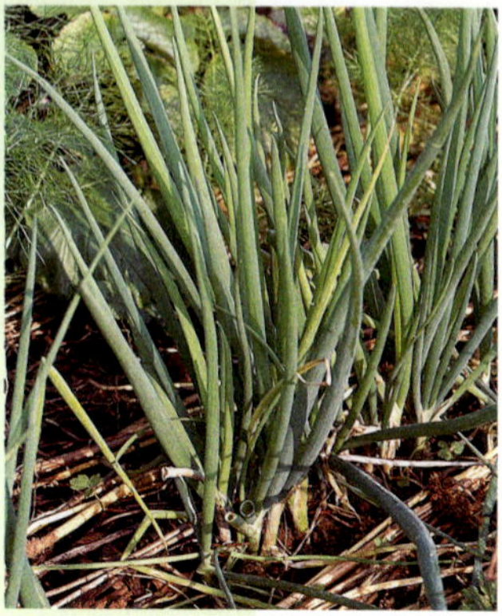

Allium schoenoprasum
Schnittlauch

Lebensform:
∞

Standort:
☼ – ◐

Verwendung:
✕ ⚕ ❀

Eigenschaften:
!

FAMILIE: Lauchgewächse (*Alliaceae*)

HERKUNFT: Schnittlauch ist in Mitteleuropa heimisch, aber auch vom Himalaja bis in die Rocky Mountains zu finden. Das vitaminreiche Würzkraut ist schon seit dem Mittelalter in Kultur.

MERKMALE: Die mehrjährige Zwiebelpflanze bildet dunkelgrüne, schmale, bis 30 cm lange Röhrenblätter, sogenannte Schlotten. Im Sommer erscheinen dekorative, kugelige Scheindolden, je nach Sorte in hellem oder tiefem Violett oder Weiß.

SORTENTIPPS: Ein Klassiker ist die grobblättrige Sorte 'Grolau', während 'Filo' sehr feine Blätter bildet. Die Sorte 'Alba' blüht weiß, 'Forescate' leuchtend rot.

VERWANDTE ARTEN: Im späten Frühjahr erscheinen die weißen Blütendolden des Bärlauchs (*Allium ursinum*). Die Blätter des typischen Waldbewohners enthalten ebenso wie Knoblauch ätherische Öle, die blutdrucksenkend wirken. Junge Blätter, vor der Blüte geerntet, ergeben einen würzigen Salat oder Brotbelag. Die Zwiebeln können nach der Blüte ausgegra-

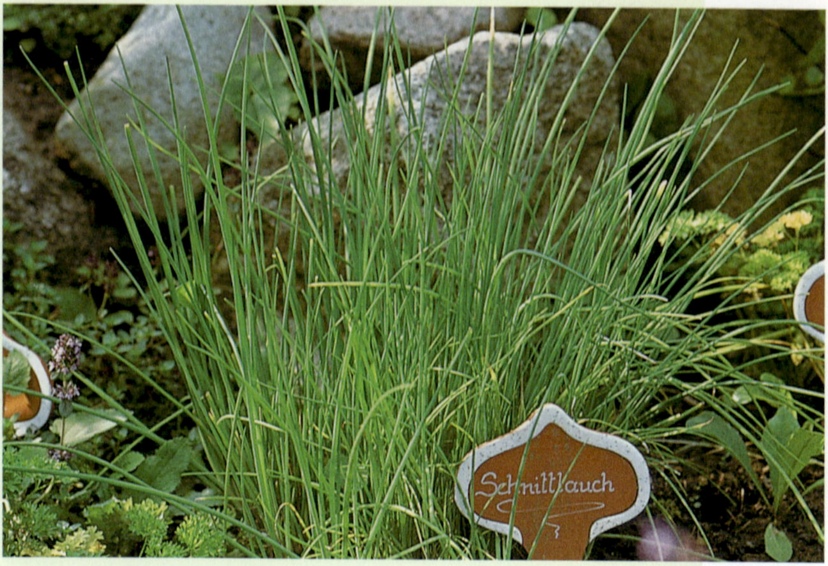

ben und ebenfalls zum Würzen verwendet werden. Im Garten breitet sich die Pflanze stark flächig aus. Die Blätter der Winterzwiebel (*A. fistulosum*) sind ebenfalls würzig und gesund.

STANDORT: Sonnig bis halbschattig mit nährstoffreichen, kalkhaltigen Böden.

KULTUR: Für eine zeitige Ernte wird bereits im Spätwinter im Haus oder Frühbeetkasten ausgesät und ab Mai ausgepflanzt. Im späten Frühjahr ist dies auch im Freien möglich. Ältere, dichte Pflanzen können jetzt geteilt werden. Gesät und gepflanzt wird entweder in Reihen oder Tuffs. Schnittlauch wird regelmäßig gegossen und mehrmals nachgedüngt, zum Beispiel mit Kompost. Werden die Blütenstände ausgebrochen, sind die Blätter weniger zäh. Bei regelmäßiger Ernte wachsen stets zarte Blätter nach.

Ernte: Etwa 6 Wochen nach der Aussaat kann man mit der Ernte der Blätter beginnen und diese bis zum Herbst mehrere Male wiederholen. Schneiden Sie am besten nur einen Teil der Blätter dicht über dem Boden ab, damit die Pflanze erneut austreiben kann. Zum Winter kann man, sofern der Schnittlauch nicht schon im Topf gezogen wird, einen Ballen ausgraben, eintopfen und auf der Fensterbank weiter kultivieren. Denn zum Trocknen oder Einfrieren sind die saftigen Blätter nicht so gut geeignet.

Der besondere Tipp

Quark-Joghurt-Dip mit Schnittlauch

250 g Quark und 250 g Joghurt mit je 1 gehackten Knoblauchzehe und Zwiebel sowie 1 fein gehackten Bund Schnittlauch glatt verrühren. Der Dip wird mit Salz und Pfeffer abgeschmeckt und passt zu rohem Gemüse, Fleischspießen oder Folienkartoffeln.

Schnelle Bärlauch-Suppe

Gehackte Bärlauchblätter in Butter andünsten, mit Gemüsebrühe auffüllen und mit Sahne oder Crème fraîche verfeinern. Fertig ist die Suppe.

Verwendung

Kräuterküche:
Schnittlauch enthält viel Vitamin C und wird deshalb am besten frisch verwendet. Beim Einfrieren oder Trocknen büßt er viel von seinem Vitamingehalt ein. Das pikante Kraut würzt Salate, Quark, Butterbrote und Eierspeisen wie Omelettes und Rührei. Zudem verleiht es Soßen, Suppen und Fischgerichten eine würzige Note.

Heilwirkung:
Durch den hohen Gehalt an ätherischen Ölen wirkt Schnittlauch verdauungsfördernd und blutdrucksenkend.

Zierwert:
Besonders die lilafarbenen Blütendolden setzen im Ziergarten hübsche Akzente. Sie erscheinen aber nur bei Schnittlauch, der nicht geerntet wurde.

Wichtiger Hinweis:

Um die Blätter des Bärlauchs nicht mit den giftigen Maiglöckchen-Blättern zu verwechseln, achten Sie auf den typischen Knoblauch-Geruch. Oder Sie ernten nur im zeitigen Frühjahr, bevor das Maiglöckchen austreibt. Schwangere sollten daran denken, dass Bärlauch eine ähnlich blutverdünnende Wirkung hat wie Knoblauch.

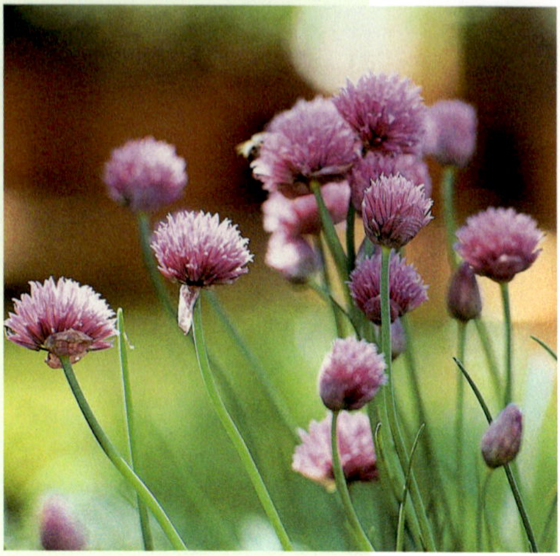

Aloysia triphylla
Zitronenblatt

Lebensform:
∞

Standort:
☀

Verwendung:
✕ ⚕ 🏆 ❀

FAMILIE: Eisenkrautgewächse (*Verbenaceae*)

HERKUNFT: Die Gattung *Aloysia* umfasst etwa 35 Arten. Eine der schönsten ist das Zitronenblatt, auch als Zitronenverbene oder Zitronenkraut bekannt. In der Literatur taucht sie ab und zu noch unter ihrem früheren botanischen Namen *Lippia triphylla* auf. Die Heimat dieser Kübelpflanze reicht von Uruguay, Argentinien bis nach Chile.

MERKMALE: In freier Natur wird der Strauch bis 5 m hoch, im Kübel bleibt er meist kleiner. Typisch sind die schlanken, lanzettlichen, bis 10 cm langen Blätter, die beim Zerreiben stark nach Zitrone duften. Im Sommer erscheinen kleine lilafarbene Blüten, die in dichten Rispen sitzen und ebenfalls duften.

STANDORT: Die Zitronenverbene steht am liebsten an halbschattigen Plätzen. Einige Stunden Morgen- oder Abendsonne reichen ihr aus. Da sie in der Regel als Kübelpflanze kultiviert wird, ist als Substrat aufgedüngte Blumen- oder Kübelpflanzenerde zu empfehlen. Im Sommer kann man sie auch im Garten auspflanzen, darf aber nicht vergessen, sie vor den ersten Frösten erneut einzutopfen und ins Haus zu holen.

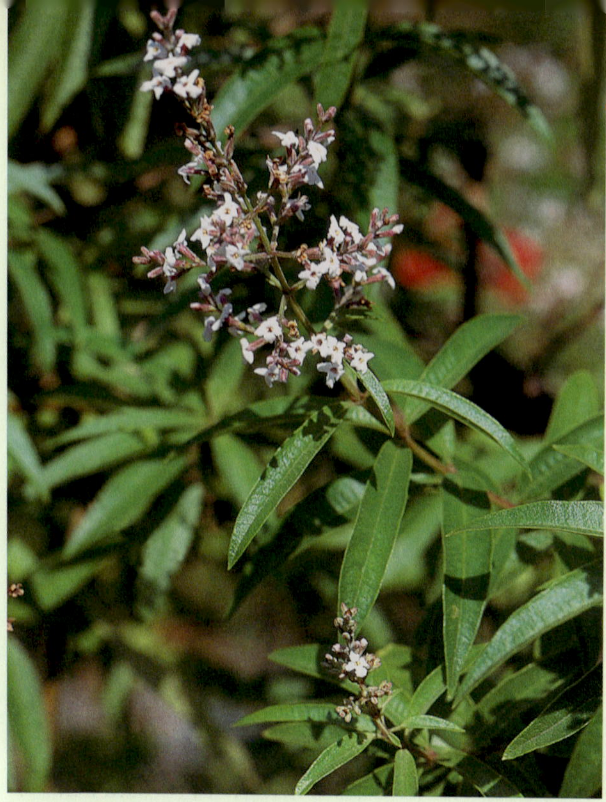

KULTUR: Den Winter über muss *Aloysia* hell, luftig und frostfrei stehen, wobei Temperaturen von 2–5 °C ausreichen. Ist es zu dunkel, verliert sie die Blätter. Im Winter braucht die Pflanze nur soviel Wasser, dass sie nicht austrocknet. Im Sommer muss sie reichlich gegossen werden. Vor dem Ausräumen kann man die Pflanze auslichten oder kräftig zurückschneiden und anfallende Stecklinge bei 20 °C bewurzeln. Damit sich die Jungpflanzen buschig aufbauen, werden sie mehrmals entspitzt. Überwinterte Exemplare werden von Frühjahr bis zum Sommerende wöchentlich gedüngt. Der Strauch wird schnell von Blattläusen befallen.

ERNTE: Die Blätter werden in der Regel getrocknet verwendet und gut verschlossen, zum Beispiel in Deckelgläsern, an einem schattigen Platz aufbewahrt. Die Droge ist auch als Herba Verbenae odoratae im Handel.

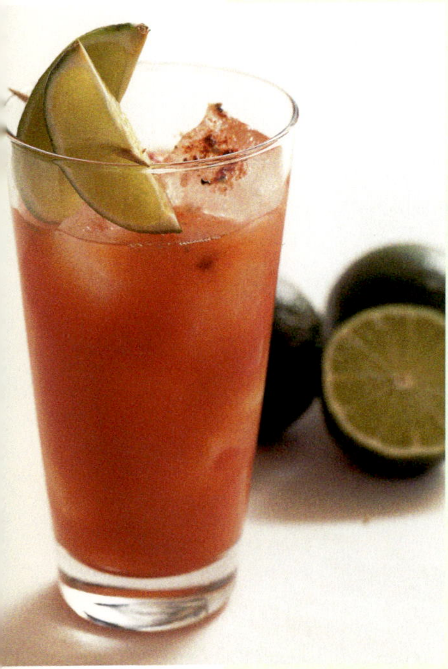

DER BESONDERE TIPP

LIMETTEN AUS DEM EIGENEN GARTEN

Fans von Zitronenaroma ist die Kultur eigener Zitronen- oder auch Limettenbäume zu empfehlen. Sie sind zwar etwas wärmebedürftiger als *Aloysia*, können aber mühelos im Kübel gezogen werden. Wenn sie hell und temperiert – ideal sind 15–18 °C – überwintern, setzen sie Früchte an. Diese sind sehr reich an Vitamin C. Der Saft wirkt fiebersenkend und antiseptisch und ist eine ideale Würze für Speisen und Getränke. Er passt zu Salatdressings, Bratfisch, Limonaden oder Cocktails. Limetten sind weniger sauer, dafür bitterer als Zitronen. Ihre Schale ist nicht zu verwenden, während die geriebene Schale unbehandelter Zitronen Kuchen, Soßen, Tees oder Glühwein würzt.

VERWENDUNG

KRÄUTERKÜCHE:
In der Küche sind die aromatischen Blätter vielseitig zu verwenden. Sie können zum Beispiel pochierten Fisch damit würzen, indem sie dem Wasser ein Blatt zugeben. Ein Teeaufguss mit *Aloysia*-Blättern wird in Frankreich und Spanien gern getrunken.

HEILWIRKUNG:
Die ätherischen Öle wirken beruhigend und lindern krampfhafte Bauchschmerzen. Ein Teeaufguss hat eine wohltuende Wirkung auf den Verdauuungstrakt, die Blätter als Badezusatz verwendet ermöglichen ein duftendes Entspannungsbad.

KOSMETIK:
Die ätherischen Öle werden industriell in der Parfum- und Kosmetikproduktion verarbeitet. Sie selbst können die Blätter trocknen und unter ein Potpourri mischen.

ZIERWERT:
Als Kübelpflanze auf Balkon oder Terrasse ist der Strauch nicht nur eine optische Bereicherung. Wegen seines aromatischen Zitronenduftes gehört er unbedingt in die Nähe des Sitzplatzes.

Althaea officinalis
Eibisch

Lebensform:
∞

Standort:
☼

Verwendung:
✕ 𝕬 🏆 ❀

FAMILIE: Malvengewächse (*Malvaceae*)

HERKUNFT: Der Echte Eibisch stammt ursprünglich aus Mitteleuropa, ist aber bis nach Nordafrika und Sibirien verbreitet. Früher war er häufig auf feuchten, salzigen Böden anzutreffen, heute ist er fast nur noch in Kultur zu sehen und steht unter Naturschutz. Die heilende Wirkung der Staude war schon zu Zeiten Karls des Großen bekannt und die Wurzel ist auch heute noch wichtiger Bestandteil von Hustensäften.

MERKMALE: Die buschige Samtpappel, wie die Staude auch genannt wird, kann bis 2 m in den Himmel ragen. Ihre Stängel sind kaum verzweigt und dicht filzig behaart. Sehr dekorativ sind die großen, herzförmigen Blätter, die ebenfalls samtig behaart sind. Im Sommer zeigen sich weiße bis violette Blüten. Die fleischigen Wurzeln, die besonders viel der wertvollen Schleimstoffe enthalten, ragen bis 50 cm tief in die Erde.

VERWANDTE ARTEN: Die Stockrose (*Alcea rosea*, früher *Althaea rosea*) wird in der Naturmedizin wie ihre Verwandte eingesetzt, blüht aber wesentlich farbenfroher von Weiß, Gelb über Rosa bis zu Tiefrot.

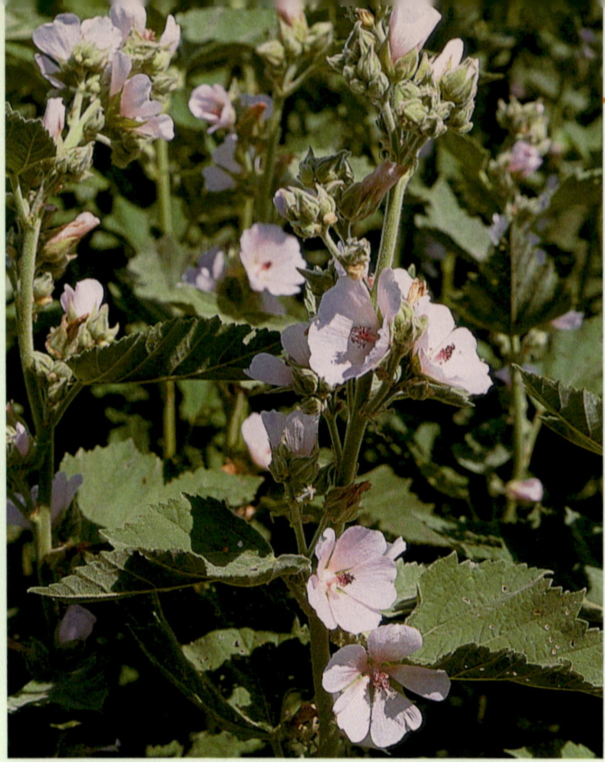

STANDORT: Wichtig sind feuchte, nährstoffreiche und wegen der langen Wurzeln tiefgründige Böden in sonnigen Lagen.

KULTUR: Am einfachsten ist es, junge Pflanzen zu kaufen und im Frühjahr auszupflanzen. Ältere, größere Exemplare lassen sich auch mühelos teilen. Zudem kann man Samen kaufen oder selber ernten und im Frühjahr im Haus aussäen. Nach der allmählichen Abhärtung der Sämlinge kommen die Jungpflanzen im Mai ins Freie. Gönnen Sie der ausladend wachsenden Pflanze viel Platz. Zu Frühjahrsbeginn empfiehlt sich eine Gabe Kompost oder organischer Dünger. Wenn bei Trockenheit reichlich gegossen und die Erde stets locker gehalten wird, fühlt sich Eibisch wohl. Bevor die Pflanze Samen ansetzt, aber spätestens im Winter, wird sie zurückgeschnitten.

ERNTE: Die Wurzeln werden im Herbst ausgegraben, gereinigt und in Stücke geschnitten. Anschließend werden sie bei 30–50 °C im Backofen getrocknet, bis sie keine Feuchtigkeit mehr enthalten, und dann luftig und trocken gelagert. Blüten und Blätter werden frisch geerntet, in dünne Schichten ausgelegt und natürlich getrocknet. Die Blätter erntet man am besten vor der Blütezeit.

DER BESONDERE TIPP

EIBISCHWURZEL-TEE BEI HUSTEN

Geben Sie 2 Teelöffel geschnittene Wurzelstücke in 1/4 Liter kaltes Wasser und lassen Sie das Ganze etwa 6 Stunden ziehen. Rühren Sie ab und zu um und seihen Sie die Flüssigkeit dann ab, am besten durch ein Tuch oder sehr feines Sieb. Jetzt erst wird der Tee leicht erwärmt und in kleinen Schlucken getrunken.

EIBISCHBLÄTTER-TEE BEI MAGEN- UND DARMBESCHWERDEN

2 Teelöffel Blätter mit 1/4 Liter kochendem Wasser übergießen. Nach 10 Minuten wird der Tee abgeseiht und ungesüßt getrunken.

Verwendung

Kräuterküche:
Zarte Triebspitzen und junge Blätter kann man klein geschnitten dem Salat beigeben.

Heilwirkung:
Ein Teeaufguss der Wurzel hilft gegen Husten und Heiserkeit sowie bei Magen- und Darmbeschwerden. Er wirkt reizlindernd, als Gurgellösung beruhigt er Zahnfleisch-, Mund- und Rauchenraumentzündungen. Blüten mit wenig Wasser und viel Honig aufgekocht ergeben ein wirksames Hustenmittel.

Kosmetik:
Ein Brei aus Eibischblättern hat eine wundheilende Wirkung. Als Maske angewendet beruhigt er gereizte Haut.

Zierwert:
Als typische Bauerngartenpflanze wirkt Eibisch sehr schön in Einzelstellung am Eingang oder an der Hauswand. Die Blüten sind in der Vase lange haltbar.

Anethum graveolens
Dill

Lebensform:
⊙

Standort:
☼

Verwendung:
✕ ♣ ❀

FAMILIE: Doldenblütler (*Apiaceae*)

HERKUNFT: Das bereits bei den Ägyptern und Römern beliebte Küchen- und Heilkraut stammt vermutlich aus Vorderasien. Seitdem Mönche es im frühen Mittelalter in Europa eingeführt haben, ist es auch hier weit verbreitet.

MERKMALE: Der einjährige Dill wird im Aussehen leicht mit Fenchel verwechselt. Er kann bis 1 m hoch werden, wobei die Stängel hohl und mit zart gefiederten Blättern versehen sind. Im Hochsommer erscheinen zahlreiche kleine, gelbliche Blüten in großen Dolden, aus denen später die bekannten Dillsamen heranreifen. Diese sind zunächst rund und zerfallen bei der Trocknung in zwei Teile. Die Vielzahl der enthaltenen ätherischen Öle verleiht dem Kraut das unverwechselbare Aroma.

SORTENTIPP: Interessant ist die Sorte 'Fernleaf' mit farnähnlichen Blättern und einer langen Erntezeit.

STANDORT: Dill braucht es sonnig und warm, wegen seiner zarten Erscheinung sollte er vor Wind geschützt stehen. An solch einem Platz entfaltet er auch sein herrliches Aroma am

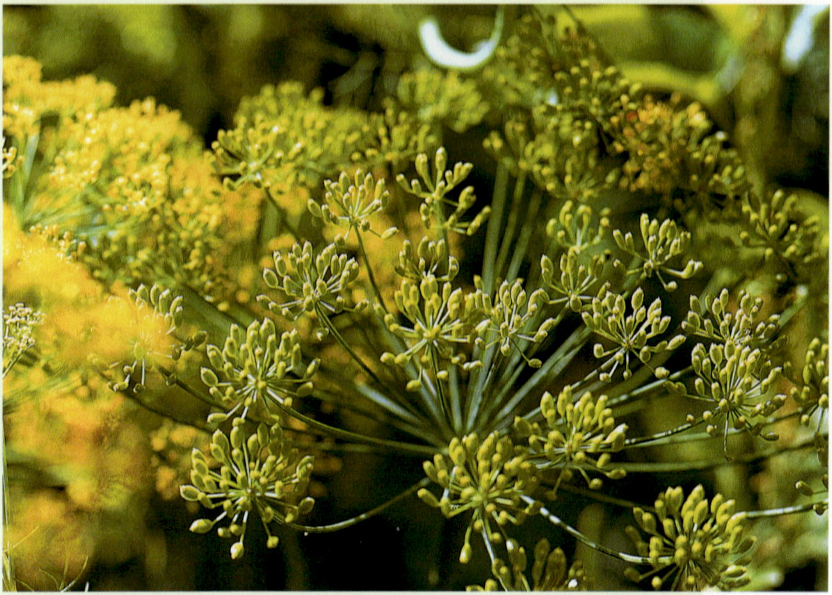

besten. Der Schwachzehrer begnügt sich mit nährstoffarmen Böden, die gut feucht, aber nicht staunass sein sollten.

KULTUR: Ab April kann im Freien ausgesät werden, am besten wiederholt man dies alle zwei bis drei Wochen, denn so hat man stets frisches Kraut zur Verfügung. Dill ist nämlich am aromatischsten, wenn er blüht. Will man bevorzugt das Kraut ernten, sät man dicht in Reihen. Sollen die Samen ausreifen, wird nur einmal im Abstand von etwa 20 cm ausgesät, denn die Pflanze lässt sich mit ihren langen Pfahlwurzeln später schlecht verpflanzen. Dill lässt sich gut unter Gemüse säen, mit Möhren oder Gurken verträgt er sich zum Beispiel sehr gut. Der Boden sollte immer locker gehalten werden, damit keine Staunässe entsteht. Dill sät sich leicht aus und erscheint im Folgejahr meist von selbst.

ERNTE: Die Blätter können den ganzen Sommer über geschnitten und frisch verwendet werden. Das meiste Aroma besitzen sie, wenn man sie nach Sonnentagen erntet. Sie lassen sich auch trocknen oder einfrieren, verlieren dann aber an Würzkraft. Die Samen sind erntereif, wenn sie sich bräunlich verfärben. Dann schneidet man die Samenstände ab und hängt sie kopfüber zum Trocknen auf. Die getrockneten Samen fallen dann von selbst auf ein darunter ausgebreitetes Tuch.

DER BESONDERE TIPP

DILLWEIN ZUM EINSCHLAFEN

Dazu erhitzen Sie 1 Tasse Weißwein, die Sie über 1 Teelöffel getrocknete Samen gießen. Der Wein wird abgeseiht und heiß in kleinen Schlucken getrunken. Um leichter einschlafen zu können, legten sich die alten Griechen Dillkraut einfach auf die Augen.

GURKEN-JOGHURT

2 kleine Salatgurken schälen, klein schneiden oder raspeln und dann mit 4 zerdrückten Knoblauchzehen und 4 Bechern Naturjoghurt in einer Schüssel vermischen. Das Ganze wird mit 1/2 Bund Dill und Oliven garniert.

VERWENDUNG

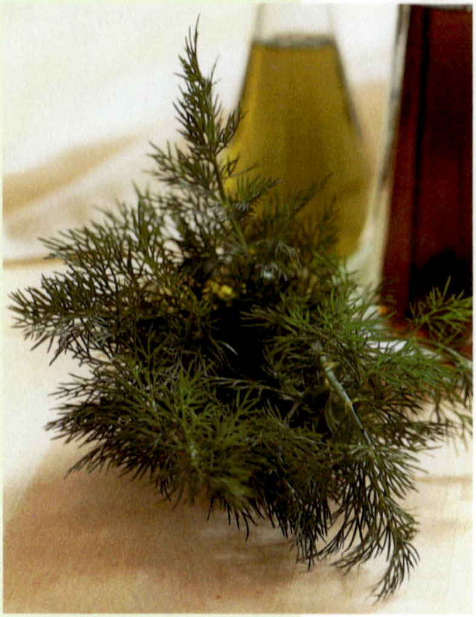

KRÄUTERKÜCHE:
Frische Blätter geben Fisch- und Gemüsegerichten, Soßen und Salaten Geschmack. Am besten verreibt man sie, bevor man sie zugibt. Auch zur Herstellung von Essig oder zum Einlegen von Gurken ist Dillkraut sehr beliebt.

HEILWIRKUNG:
Tee aus Dillsamen hilft bei Verdauungsbeschwerden und Blähungen. Er wirkt sogar leicht beruhigend, und da er harntreibend ist, kann er gut bei Nierensteinen eingesetzt werden. Bei stillenden Müttern steigert er die Milchsekretion.

ZIERWERT:
Dill ist mit seinem zarten Laub und den lockeren, gelben Blütendolden auch im Ziergarten eine hübsche Erscheinung. Besonders gut passt er in Staudenbeete. Die zarten Blütenstängel lassen sich zudem hervorragend in Sträußen verarbeiten.

Angelica archangelica
Engelwurz

Lebensform:
∞

Standort:
☼ – ◐

Verwendung:
✕ ⚕ ❀

Eigenschaften:
!

FAMILIE: Doldenblütler (*Apiaceae*)

HERKUNFT: Angelika hat sich vom nördlichen Europa bis nach Nordasien ausgebreitet. Dort wächst sie in der Regel in Mittelgebirgen auf feuchten Wiesen. Als Heil- und Gewürzpflanze war sie bereits in den frühen Klostergärten fester Bestandteil. Man glaubte, dass ihre Heilkraft vor der Pest schützt.

MERKMALE: Die imposante Staude kann bis 2 m hoch werden. Die Stängel sind hohl und mit großen, stark gefiederten Blättern umhüllt. Im Sommer erscheinen grünlich weiße Blütendolden. Zudem bildet die Echte Engelwurz einen fleischigen, tief wurzelnden Wurzelstock aus, der wie die Blätter ebenfalls als Gewürz oder Heilmittel verarbeitet wird. Im Garten stirbt die Pflanze häufig nach drei bis vier Jahren ab.

STANDORT: Bevorzugt wird ein zeitweise schattiges Plätzchen mit einem lockeren, humus- und nährstoffreichen Boden, an dem sich die Staude ungestört ausbreiten kann.

KULTUR: Die Samen können schon im frühen Herbst an Ort und Stelle ausgesät werden. Im Frühjahr werden die

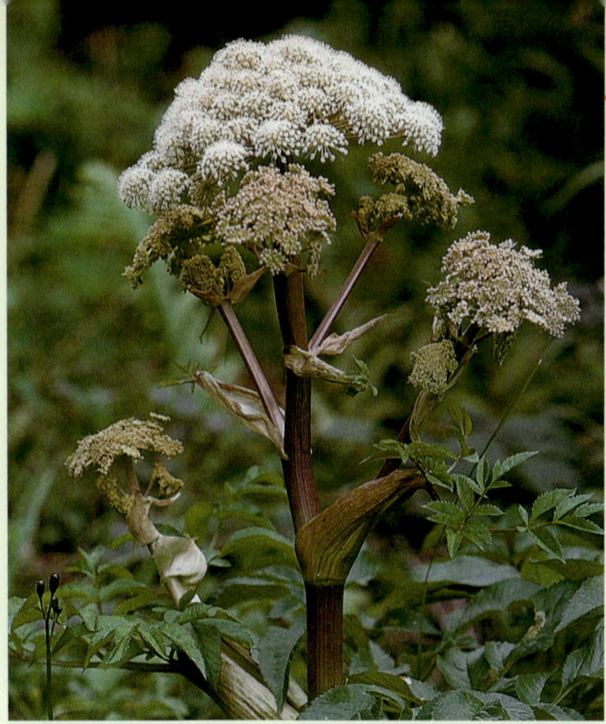

Pflänzchen dann vereinzelt, ideal ist ein Abstand von 80–100 cm. Da für den Hausgarten meist eine Staude ausreicht, kann man sich die Mühe sparen und im gut sortierten Fachhandel eine Jungpflanze kaufen. Der Boden sollte immer gut feucht sein, Austrocknen und Staunässe mag die Pflanze nicht. Tipp: Der Wurzelstock wird kräftiger, wenn man die Blütentriebe im ersten Jahr entfernt.

ERNTE: Blätter und Blattstiele werden am besten vor der Blüte geerntet. Man kann sie frisch oder gekocht verzehren, wobei die Blätter ihr Aroma im getrockneten Zustand am besten bewahren. Die Wurzeln werden im Herbst oder darauf folgenden Frühjahr ausgegraben, sorgfältig gereinigt und zum Trocknen aufgehängt. Auf ganz niedriger Stufe können sie auch im Backofen trocknen. Sobald sie brüchig werden, werden sie in luftdichte Gefäße gefüllt.

Der besondere Tipp

Engelwurztee

Man übergießt 1 Teelöffel getrocknetes Kraut mit 1/2 Liter heißem Wasser und lässt dies 5 Minuten ziehen. Dann wird abgeseiht und 1 Tasse vor dem Essen getrunken. Das beruhigt den Magen und regt den Appetit an.

Kandierte Angelika-Stängel

Junge Stängel oder Stängelteile kurz in heißem Wasser blanchieren, damit man die äußere, faserige Schicht abschälen kann. Dann werden sie noch einmal kurz in das heiße Wasser getaucht, gut abgetropft und gewogen. Die gleiche Menge Zucker wird mit einem Drittel der Menge Wasser zu Sirup aufgekocht und über die Stängel gegossen. Am nächsten Tag die Stängel mit dem leicht wässrigen Sirup erneut aufkochen, bis dieser aufgesogen und die Zuckermasse fest ist. Die Mühe für dieses nicht alltägliche Konfekt lohnt sich.

VERWENDUNG

KRÄUTERKÜCHE:
Zerkleinerte Blätter und Blattstiele würzen mit ihrem anisartigen, süßlichen Aroma Salate, Soßen, Suppen und Süßspeisen. Man kann sie auch als Gemüse dünsten. Junge Stängel sind roh sehr schmackhaft. Getrocknete Samen und Wurzelstücke werden gern zur Likörherstellung genutzt.

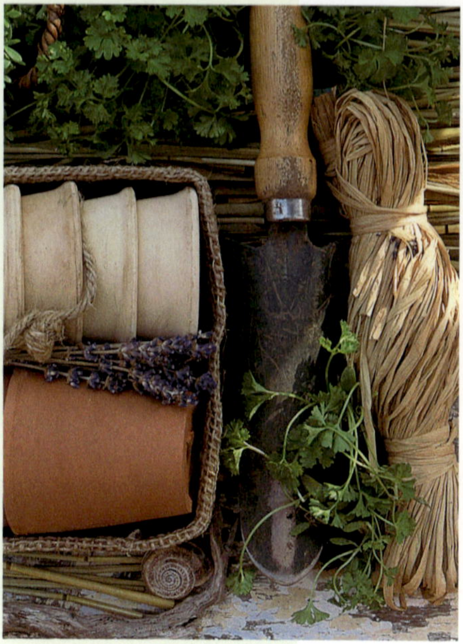

HEILWIRKUNG:
Die Inhaltsstoffe von Wurzel und Blättern – das sind ein ätherisches Öl, Bitter- und Gerbstoffe sowie Angelika- und Baldriansäure – wirken verdauungsfördernd und entwässernd. Als Tee oder Tinktur aufbereitet lindern sie nervöse Magenbeschwerden und Erkältungskrankheiten.

ZIERWERT:
Mit der Engelwurz haben Sie eine beeindruckende Staude, die auch im Schatten ihr Aroma entfaltet. Sie kann als Einzelpflanze oder im Hintergrund eines Staudenbeetes stehen.

WICHTIGER HINWEIS:

Während der Schwangerschaft ist dringend von der Einnahme von Engelwurz abzuraten, da es eine abtreibende und nervenschädigende Wirkung hat.

Anthriscus cerefolium
Kerbel

Lebensform:
⊙

Standort:
☀

Verwendung:
✕ 🅰 ❀

Eigenschaften:
!

FAMILIE: Doldenblütler (*Apiaceae*)

HERKUNFT: Kerbel hat im westlichen Teil Asiens und im Kaukasus seine Wurzeln. Er gelangte rasch in den mediterranen Raum und fand von dort aus im Mittelalter seinen Weg in nördliche Breiten. Neben seinen aromatisch würzenden Blättern ist er seit alters her wegen seiner blutreinigenden Wirkung beliebt.

MERKMALE: Die einjährige, buschig wachsende Pflanze wird bis 60 cm hoch. Die weichen Blätter sind mehrfach gefiedert und wenn man nicht auf den anisartigen, süßlichen Duft achtet, leicht mit Petersilie oder Möhren zu verwechseln. Sie enthalten in hoher Konzentration das ätherische Öl Isoanethol, dessen Gehalt vor der Blüte besonders hoch ist. Die weißlichen Blütendolden erscheinen je nach Aussaat bis zum Hochsommer.

SORTENTIPP: Bei Kerbel kann man zwischen glattblättrigen und krausblättrigen Sorten unterscheiden.

VERWANDTE ARTEN: Der Wiesenkerbel (*Anthriscus sylvestris*) wird nicht in der Küche verwendet. Die Pflanze liefert jedoch einen natürlichen gelben Farbstoff.

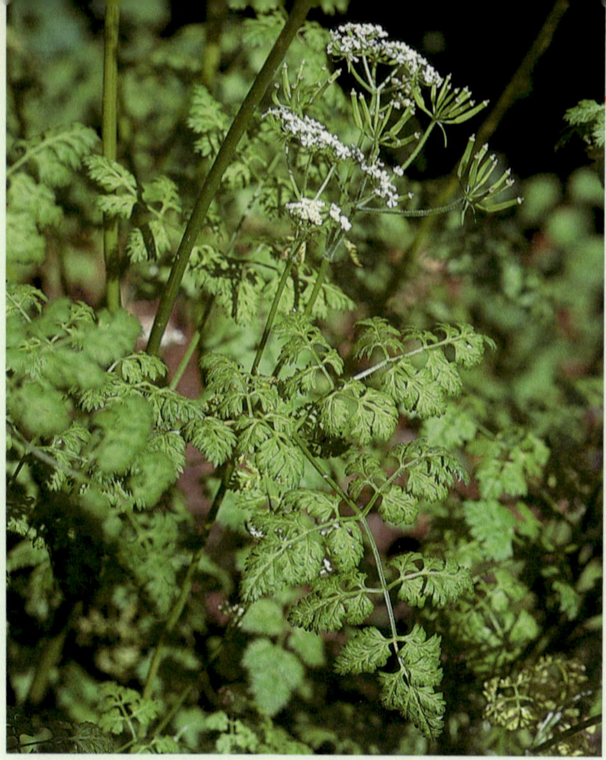

Standort: Kerbel wächst am besten im Halbschatten auf lockeren, feuchten Böden. Als Schwachzehrer benötigt er wenig Nährstoffe, aber bei Trockenheit beginnt er früh zu blühen, was seinen Geschmack beeinträchtigt.

Kultur: Die kältetolerante Pflanze kann schon ab März ins Freiland ausgesät werden, am besten in Reihen im Abstand von 10–15 cm. Dabei ist alle 14 Tage eine Folgesaat zu empfehlen, denn Kerbel wächst und blüht rasch. Zwischen Salat gesät, soll er mit seinem Duft Läuse und Schnecken abwehren. Wenn

Sie einige Pflanzen abblühen lassen, können Sie den Samen für das nächste Jahr selber ernten. Den Winter über ist Kerbel leicht auf der Fensterbank zu ziehen und liefert reichlich Vitamin C. Die Keimung dauert mit 2 Wochen allerdings etwas länger als bei Kresse.

Ernte: Die Blätter schmecken jung und frisch am besten. Die Ernte ist meist schon einige Wochen nach der Aussaat möglich und sollte unbedingt vor der Blüte erfolgen. Beim Einfrieren bleibt das Aroma erhalten, Trocknen und längere Kochzeiten zerstören es jedoch.

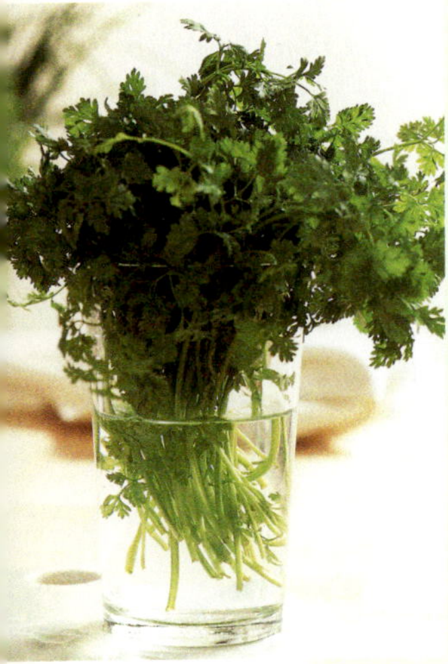

Der besondere Tipp

Kerbelcremesuppe

Von den etwa 100 g Kerbelblättern einige zum Garnieren zurücklegen, den Rest fein hacken. Dann 40 g Butter in einem Topf zerlassen und etwa 30 g Mehl darin anschwitzen. 1/4 Liter Milch und 1/2 Liter Gemüsebrühe zugießen und alles 10 Minuten auf schwacher Stufe kochen. In der Zwischenzeit wird der gehackte Kerbel mit 100 g Crème fraîche püriert und dann zur Suppe gegeben. Zum Schluss wird mit Salz, Pfeffer und 1 Prise Zucker abgeschmeckt. Wer mag, kann Brotwürfel anrösten und mit den restlichen Kerbelblättern auf der Suppe verteilen.

VERWENDUNG

KRÄUTERKÜCHE:

Kerbel ist unverzichtbarer Bestandteil von Frühlings- und Kräutersuppen, daher auch der Beiname »Suppenkraut«. Er gehört in die bekannte Frankfurter Grüne Soße, schmeckt zu Fischgerichten und Eierspeisen genauso wie zu Rohkost, Tomaten oder Käse. Geben Sie ihn immer erst zum Ende der Garzeit zu, damit das Aroma nicht zerstört wird.

HEILWIRKUNG:

Das ätherische Öl und die Bitterstoffe regen die Nierentätigkeit und Verdauung an. Sie sind ideale Helfer bei einer Entschlackungs- und Blutreinigungskur im Frühjahr. Zudem enthält Kerbel sehr viel Vitamin C.

ZIERWERT:

Garten-Kerbel gehört zu den typischen Kräutern des Bauerngartens. Da er sehr anspruchslos ist und gut in Töpfen gedeiht, gehört er auch heute als Gewürz- und Duftpflanze in jede noch so kleine Kräutersammlung.

WICHTIGER HINWEIS:

Glattblättrige Kerbel-Sorten sind leicht mit dem giftigen Schierling zu verwechseln. Letzterer verströmt aber einen unangenehmen Geruch. Der wilde Wiesenkerbel ist im Gegensatz zum harmlosen Küchenkerbel leicht giftig und kann Hautreizungen hervorrufen.

Apium graveolens
Sellerie

Lebensform:
⊙

Standort:
☼ – ◑

Verwendung:
✕ 𝔄

Eigenschaften:
!

FAMILIE: Doldenblütler (*Apiaceae*)

HERKUNFT: Die Wildform des Gartenselleries stammt aus dem Mittelmeerraum und ist heute fast in allen Küstenregionen Europas zu finden. Mittlerweile gibt es zahlreiche Sorten, die als Knollen-, Stangen- oder Schnittsellerie in Kultur sind. In der Küche und Naturmedizin hatte die vitaminreiche Gemüse- und Gewürzpflanze schon bei den Griechen und Römern ihren festen Platz.

MERKMALE: Der Schnitt- oder Blattsellerie (*Apium graveolens* var. *secalinum*) bildet wie der Stangensellerie keine Knolle, sondern dünne, verzweigte Pfahlwurzeln. An seinen kantigen Stängeln sitzen tief grüne, stark gefiederte Blätter, die ätherisches Öl enthalten und als Würzkraut genutzt werden. Aufgrund seiner Frostempfindlichkeit wird er in der Regel einjährig kultiviert. Die weißen Blütendolden erscheinen meist nur bei mehrjähriger Kultur.

VERWANDTE ARTEN: Aus der gleichen Wildform sind der Stiel- oder Stangensellerie (*Apium graveolens* var. *dulce*) und

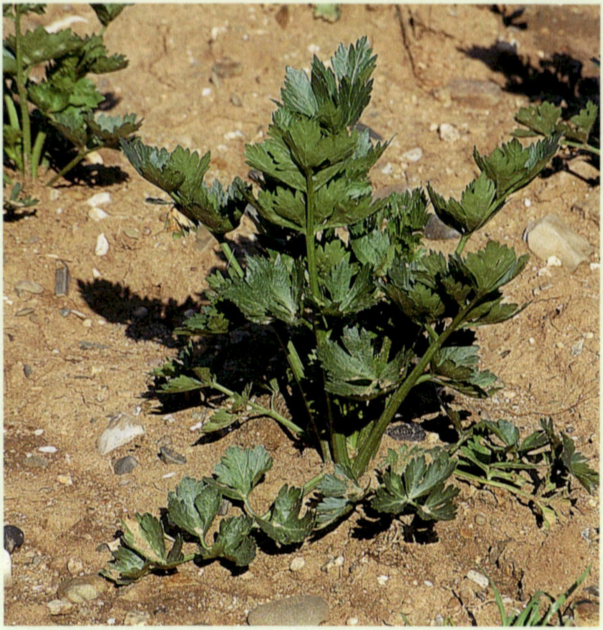

der Knollensellerie (*A. graveolens* var. *rapaceum*) hervorgegangen. Beide wachsen nur in humosen, nährstoffreichen Böden mit ausreichender Wasserversorgung gut.

STANDORT: Sellerie braucht nährstoffreiche Böden, die nicht so leicht austrocknen. Er sollte aber trotzdem genügend Sonne erhalten, damit er sein volles Aroma entwickeln kann.

KULTUR: Man kann am schnellsten ernten, wenn man die Samen im zeitigen Frühjahr aussät und im Haus vorkultiviert. Die Sämlinge werden vereinzelt und im Mai ausgepflanzt. Bei Blattsellerie reicht ein Abstand von 10–15 cm. Der Boden sollte unkrautfrei und locker gehalten werden, im Sommer braucht die Pflanze reichlich Wasser. Blattsellerie ist ein guter Nachbar für Kohl, Stangen- und Buschbohnen. Dort hält er Raupen fern.

Ernte: Die Blätter können jederzeit gepflückt und frisch verwendet werden. Aber auch getrocknete oder tiefgefrorene Kräuter behalten ihr Aroma. Die Knollen werden im Herbst aus der Erde geholt, sobald die äußeren Blätter welken. Stangensellerie lässt sich ab August portionsweise ernten.

Der besondere Tipp

Würziger Kräutersalat

Für 4 Portionen braucht man etwa 50 g Blattsellerie, 100 g Kerbel, 100 g Brunnenkresse, je 1 Bund Schnittlauch und Basilikum, 2 Bund glatte Petersilie und 1–2 Päckchen Gartenkresse. Bis auf die Kresse werden alle Kräuter gewaschen und gut trocken geschüttelt. Die Blätter von den Stielen abzupfen, den Schnittlauch in Röllchen hacken und die Kresse abschneiden. Für die Salatsoße 100 g rote Zwiebeln fein hacken, mit 2 Esslöffeln Weißweinessig und 3 Esslöffeln Öl verrühren und mit Salz, frisch gemahlenem Pfeffer und 1 Prise Zucker abschmecken. Die Kräuter werden gemischt, die Vinaigrette darüber gegeben, und fertig ist der Salat.

Verwendung

Kräuterküche:
Die Blätter, egal ob frisch oder konserviert, würzen Soßen, Salate, Eintöpfe und Suppen. Sie sind wie die Knollen ein Muss im Suppengrün. Stangensellerie kann man mit einem leckeren Dip roh knabbern oder als Salat zubereiten. Die Knollen schmecken als Rohkost oder gedünstet.

Heilwirkung:
Die Blätter enthalten ein ätherisches Öl, das stark harntreibend und blutreinigend wirkt. Aus 2 gehäuften Teelöffeln, die man mit 1/4 Liter Wasser erhitzt, lässt sich ein gesunder Tee zubereiten. Sellerie, hier sind Stangen- und Knollensellerie eingeschlossen, wirkt antirheumatisch. Daher sollte er bei Rheumakranken nicht auf dem Speiseplan fehlen.

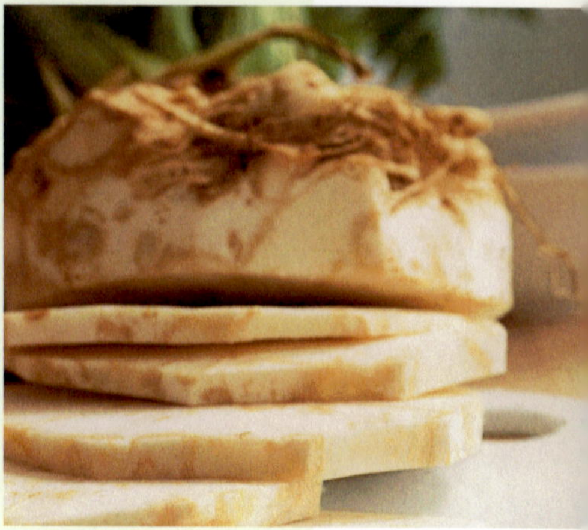

Knollensellerie

Wichtiger Hinweis:

Selleriesaft und -tee haben eine stark harntreibende Wirkung. Nierenkranke sollten vor der Selbstbehandlung ihren Arzt befragen.

Armoracia rusticana
Meerrettich

Lebensform:
∞

Standort:
☼ – ◐

Verwendung:
✕ ⚕ ❀

Eigenschaften:
!

FAMILIE: Kreuzblütler (*Brassicaceae*)

HERKUNFT: Die Heimat des Meerrettichs erstreckt sich vom südöstlichen Europa bis nach Westasien. Etwa im 12. Jahrhundert kam er nach Nord- und Mitteleuropa. Dort war er sehr verbreitet, weil sich aus der Pflanze ein wirksames Mittel gegen Darmwürmer herstellen ließ.

MERKMALE: Die krautige Staude bildet eine breite, kräftige Rosette mit leicht gewellten Blättern, die bis 1 m lang werden können. Im zweiten Jahr folgt im Frühsommer der bis zu 1,50 m lange Blütentrieb mit weißen, duftenden Blüten in lockeren Trauben. Interessanter sind aber die dicken, fleischigen Hauptwurzeln, die außen braun und innen weiß sind. Sie enthalten viel Vitamin C und ein schwefelhaltiges ätherisches Öl (Senfölglykosid), das für den scharfen Geschmack verantwortlich ist. Im Volksmund wird Meerrettich deshalb auch »Bauernsenf« oder »Rachenputzer« genannt.

STANDORT: Meerrettich gedeiht in der Sonne wie im Halbschatten. Damit sich die Wurzeln gut entwickeln können, sind nährstoffreiche, tiefgründige Böden mit ausreichender

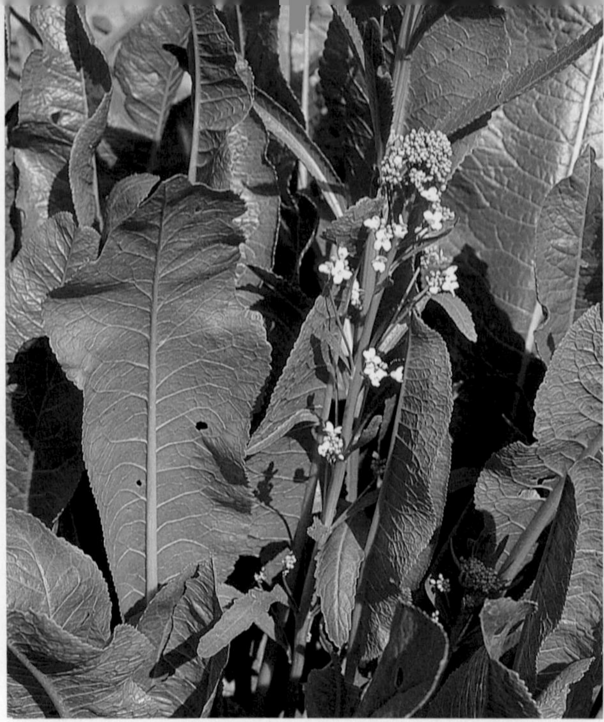

Bodenfeuchtigkeit wichtig. Außerdem braucht die Pflanze ausreichend Platz und möchte mehrere Jahre ungestört wachsen.

KULTUR: Vermehrt wird über etwa 20 cm lange Wurzelstecklinge, sogenannte Fechser, die als Nebenwurzeln an der kräftigen Hauptwurzel sitzen. Sie bricht man bei der Ernte von der Hauptwurzel ab oder besorgt sie sich in einer Gärtnerei bzw. über den Versandhandel. Im Frühjahr oder Herbst werden sie im Abstand von 40 cm schräg in die Erde gesetzt, so dass das obere Ende etwa 1 cm mit Erde bedeckt ist. Entfernen Sie vorher alle Seitenwurzeln und Knospen und wiederholen Sie das im

Sommer noch einmal, indem Sie die Fechser vorsichtig freilegen und danach wieder mit Erde bedecken. Eine gute Wasserversorgung ist ebenso wichtig wie ein gut gelockerter Boden. Achtung: Meerrettich breitet sich rasch aus. In ein großes, tiefes Gefäß gepflanzt, hält man ihn im Zaum.

ERNTE: Die Wurzeln können das ganze Jahr über geerntet werden, aber nur, wenn der Boden nicht gefroren ist. Den Winter über kann man sie in feuchten Sand einschlagen und kühl lagern. Sie werden frisch oder getrocknet verwendet, geriebener Meerrettich lässt sich auch gut einfrieren.

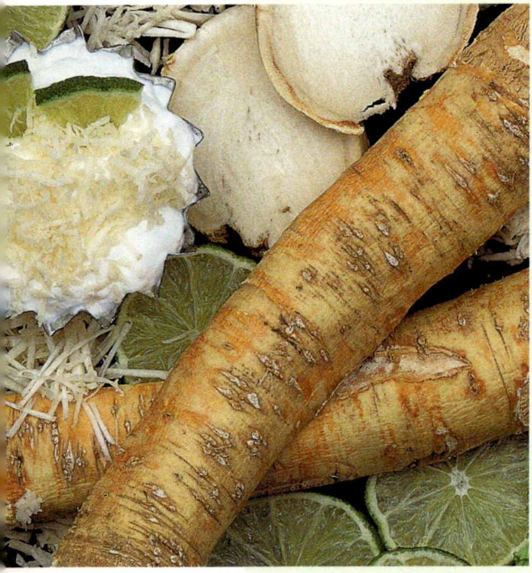

DER BESONDERE TIPP

DAS HILFT GEGEN KOPFSCHMERZEN

1/2 geriebene Meerrettichwurzel wird mit 2–3 Esslöffeln Wasser verrührt und auf ein Leinentuch gestrichen. Das Tuch wird zusammengefaltet und für 3–5 Minuten in den Nacken gelegt. Testen Sie vorher, ob sich Ihre Haut rötet.

FÜR EINE GUTE VERDAUUNG

Trinken Sie vor dem Zubettgehen 1/4 Liter warme Milch, in die etwa 1 cm einer frischen Meerrettichwurzel gerieben wurde.

VERWENDUNG

KRÄUTERKÜCHE:
Frisch geriebene Wurzeln verleihen Fleisch- und Fischgerichten oder Eierspeisen eine scharfe Geschmacksnote. Daher sollte Meerrettich auch vorsichtig dosiert werden. Besonders beliebt ist er zu Rindfleisch oder Räucherlachs. Wurzelstücke werden gern zum Einlegen von Gurken verwendet.

HEILWIRKUNG:
Meerrettich regt die Verdauung an, ist harntreibend und wirkt antibiotisch. Breiumschläge aus geriebenem Meerrettich lindern Beschwerden bei Rheuma, Arthritis und Ischias.

ZIERWERT:
Mit ihren Ausmaßen ist die Staude weniger für kleine Kräutergärten geeignet. Einmal eingewachsen, ist sie kaum wieder zu vertreiben. Wenn Sie aber nicht auf Meerrettich verzichten möchten, können Sie ihn mühelos in einem großen Kübel kultivieren.

WICHTIGER HINWEIS:

Das scharfe Gewürz kann Haut und Schleimhäute reizen. Bei äußerlicher Anwendung reagieren empfindliche Menschen manchmal mit sonnenbrandähnlichen Hautrötungen. Innerlich angewendet, kann es zu Reizungen von Magen, Darm und Nieren kommen. Schwangere und stillende Mütter sollten deshalb besser auf Meerrettich verzichten.

Arnica montana
Arnika

Lebensform:
∞

Standort:
☼ – ◑

Verwendung:
🜊 🏆 ❀

Eigenschaften:
!

FAMILIE: Korbblütler (*Asteraceae*)

HERKUNFT: Die Echte Arnika oder Berg-Wohlverleih ist in den Gebirgsregionen Europas heimisch, aber auch in Torfmooren und auf Heideflächen anzutreffen. Schon seit Jahrhunderten ist sie als Heilpflanze bekannt. Da wilde Vorkommen immer seltener werden, steht sie unter Naturschutz. In Frankreich nennt man sie »Alpentabak«, weil die zu Pulver verarbeiteten Blätter als Niespulver verwendet werden.

MERKMALE: Die aufrechte Staude mit den länglichen, nach Harz duftenden Blättern wird bis zu 60 cm hoch. Die großen, leuchtend gelben Blüten wachsen an unverzweigten Stängeln, duften ebenfalls aromatisch und erscheinen je nach Witterung von Juni bis August, manchmal sogar bis in den frühen Herbst. Neben ätherischem Öl enthält Arnika Flavone sowie Bitter- und Gerbstoffe.

VERWANDTE ARTEN: *Arnica chamissonis* stammt ursprünglich aus Nordamerika. Sie enthält ebenso wertvolle Inhaltsstoffe wie ihre Verwandte und wächst in jedem Gartenboden.

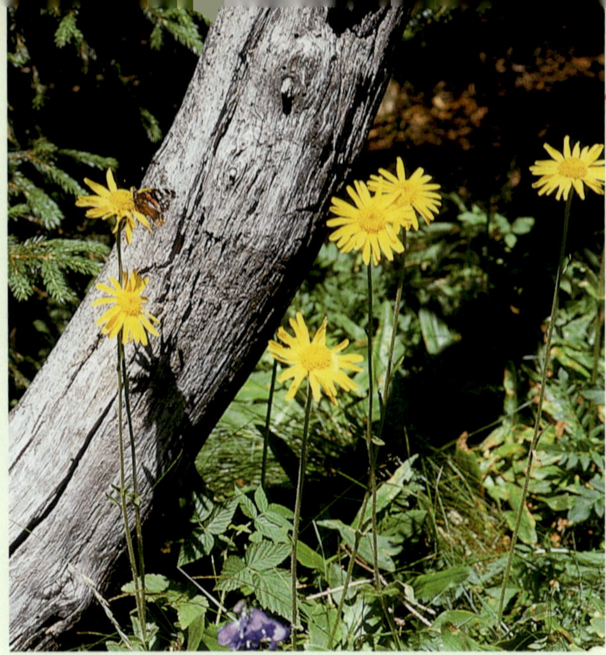

STANDORT: Die Pflanze bevorzugt die volle Sonne, wächst aber auch im Halbschatten noch gut. Wie in der Natur braucht sie saure, nährstoffarme Böden.

KULTUR: Im Frühjahr kann man Arnika im Haus aussäen und vorkultivieren. Der Samen sollte immer so frisch wie möglich sein. Und denken Sie daran, dass Sie die Pflanze in einem nährstoffarmen Substrat mit niedrigem pH-Wert heranziehen. Die Jungpflanzen werden dann im Spätsommer ins Freie gepflanzt und blühen im Jahr darauf. Eine Vermehrung ist auch über Wurzelschnittlinge möglich. Da *Arnica montana* sich nur in sauren Böden wohl fühlt, sollten Sie die Pflanzstelle bei Bedarf mit Torf oder Rhododendronerde aufbereiten und möglichst nur mit weichem Regenwasser gießen. *A. chamissonis* ist anspruchsloser und mit einer Kompost- oder Düngergabe im Frühjahr zufrieden. Im trockenen Sommern sollten die Pflanzen gegossen werden, im Winter empfiehlt sich eine schützende Reisigdecke.

Ernte: Die Blütenköpfe werden am besten an sonnigen Tagen gepflückt und an einem schattigen Platz zum Trocknen aufgehängt. Wer es eilig hat, kann künstlich trocknen, zum Beispiel im Backofen. Die Temperatur sollte 40 °C nicht überschreiten. Die Wurzelstöcke werden ab September ausgegraben und ebenfalls getrocknet.

Der besondere Tipp

Wohltuendes Massageöl

Wärmen Sie 50 ml Olivenöl an, übergießen Sie 1 Esslöffel getrocknete Arnikablüten damit und lassen dies 30 Minuten an einem dunklen Ort stehen. Rühren Sie die Flüssigkeit ab und zu durch und seihen Sie sie anschließend ab. Das Öl sollte zwischen den Anwendungen in dunklen Flaschen im Kühlschrank aufbewahrt werden.

Arnikatee bei Mandelentzündung

1–2 Esslöffel frische oder getrocknete Blüten werden mit 1 Tasse kochendem Wasser aufgegossen und nach 10 Minuten abgeseiht. Es empfiehlt sich, den Tee mehrmals täglich in kleinen Schlucken zu trinken. Mit dem Tee lassen sich auch Kompressen tränken, die bei schlecht heilenden Wunden oder Verstauchungen helfen.

VERWENDUNG

HEILWIRKUNG:
Arnika wirkt entzündungshemmend und hilft bei Herz- und Kreislaufstörungen. Arnikasalbe oder -umschläge lindern Schmerzen bei Blutergüssen, Quetschungen, Prellungen und Verstauchungen. Einreiben mit der durchblutungsfördernden Tinktur hilft bei Kopfschmerzen und Rheuma. 1–2 Teelöffel Tinktur auf 1 Glas lauwarmes Wasser ergeben eine entzündungshemmende Gurgellösung. Achtung: Da Arnika giftig ist, sollte die Gurgellösung unbedingt ausgespuckt werden.

KOSMETIK:
Wenn unreine Haut mit Arnikatinktur abgetupft wird, heilen die Stellen rasch ab.

ZIERWERT:
Die gelben Blüten sind ausgepflanzt im Garten und in Gefäßen leuchtende Farbtupfer. Vor dunklen Gehölzen fallen sie besonders ins Auge. In der Vase sind sie zudem lange haltbar.

WICHTIGER HINWEIS:

Arnika sollte, vor allem bei Selbstbehandlung, nur äußerlich angewendet werden. Die Pflanze enthält einen Wirkstoff, der überdosiert als Herzgift wirkt.

Artemisia abrotanum
Eberraute

Lebensform:
∞

Standort:
☼

Verwendung:
✕ 𝔄 🏆 ❀

Eigenschaften:
!

FAMILIE: Korbblütler (*Asteraceae*)

HERKUNFT: Mönche haben die Eberraute vor fast 1000 Jahren aus Westasien mit nach Europa gebracht. Wegen ihrer gesundheitsfördernden Inhaltsstoffe war sie jahrhundertelang fester Bestandteil der Kloster- und Bauerngärten. Ihr wurden zahlreiche wundersame Eigenschaften zugesprochen. So galt die Eberraute als Mittel gegen die Pest oder diente als Haarwuchstonikum bei Glatze.

MERKMALE: Der Gewürzstrauch trägt feine gefiederte, graugrüne Blätter, die einen herrlichen Zitronenduft verströmen. Er wird 60–100 cm hoch und bis zum Herbst erscheinen seine blassgelben Blütenköpfchen. Ätherische Öle, Gerb- und Bitterstoffe verleihen ihm einen bitteren Geschmack.

VERWANDTE ARTEN: Die Eberraute ist eng verwandt mit dem Echten Wermut (*Artemisia absinthium*). Ein Tee aus den feinen Wermutblättern hilft rasch bei Magen- und Darmverstimmungen und lindert Menstruationsbeschwerden. Auch bei Grippe und Erkältungen wirkt er Wunder. Die Sorten 'Powis Castle' und 'Lambrook Silver' besitzen silbern schimmerndes Laub und

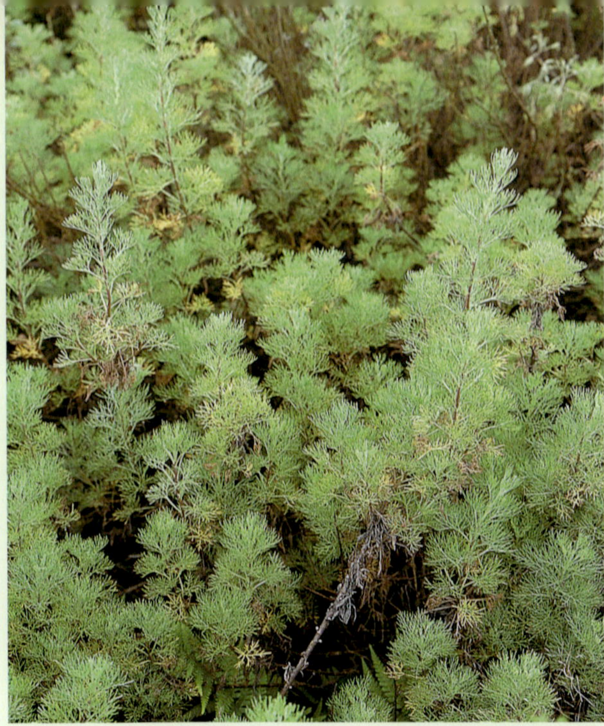

sind sehr anspruchslose Pflanzen für den Staudengarten. Der Gewöhnliche Beifuß (*A. vulgaris*) hat ähnliche Eigenschaften. In der Chinesischen Medizin dienen getrocknete Blätter als Grundlage der Moxa-Kerzen.

STANDORT: Das volle Aroma entwickelt sich an einem sonnigen, warmen Platz. Der Boden sollte auf jeden Fall gut durchlässig sein, ideal ist ein kalkhaltiger Sandboden.

KULTUR: Eberrauten werden nicht über Samen vermehrt, daher muss man sich im Frühjahr im Fachhandel eine

Pflanze kaufen. Oder fragen Sie Nachbarn und Freunde, ob sie gerade ein buschiges Exemplar haben, das sie durch Teilung verjüngen möchten. Im Sommer lassen sich auch gut Stecklinge schneiden. Wenn die Pflanze regelmäßig beerntet wird, bleibt sie buschig und wird nicht zu hoch. Verholzte Stängel kann man im Frühjahr leicht zurückschneiden. Nur in sehr kalten Wintern ist ein Winterschutz nötig.

ERNTE: Zarte Triebspitzen können den ganzen Sommer über abgezupft werden. Zum Trocknen schneidet man im Hochsommer ganze Zweige ab.

DER BESONDERE TIPP

»MOTTENSCHRECK«

Der intensive Geruch der Eberraute soll Schädlinge fern halten. Mit getrockneten Eberrautenzweigen im Kleiderschrank können Sie sich Mottenkugeln ersparen. Die duftenden Blätter im Gemüsebeet zerstreut sollen Raupen vertreiben. Selbst einige Vögel haben den Insekten abwehrenden Effekt erkannt und benutzen bevorzugt die Zweige der Eberraute zum Nestbau.

WERMUTTEE

1–2 Teelöffel Wermutkraut werden mit 1/4 Liter kochendem Wasser übergossen. Der Tee muss 10 Minuten ziehen und wird nach dem Essen ungesüßt getrunken. Wem er zu bitter ist, kann ihn zur Hälfte mit Pfefferminzblättern aufkochen.

Verwendung

Kräuterküche:
Eberraute würzt Soßen, Salate und Braten. Wegen der intensiven Geschmacksnote sollte man vorsichtig dosieren.

Heilwirkung:
Das Kraut wirkt appetitanregend und hilft bei Magen- und Verdauungsproblemen. Das ätherische Öl wirkt desinfizierend und deshalb wurden Eberraute und Wermut früher als wirksames Wurmmittel eingesetzt. Ein Tee hilft bei Menstruationsbeschwerden.

Kosmetik:
Die ätherischen Öle dienen als Grundstoff für die Parfumherstellung. Die Zweige lassen sich auch gut unter Potpourris mischen. Bei fettiger Haut kann man dem Bade- oder Waschwasser einige Zweige zugeben.

Zierwert:
Das zarte, graugrüne Laub setzt nicht nur im Garten, zum Beispiel als Beeteinfassung, schöne Akzente. Die Triebe lassen sich hervorragend in frischen Blumensträußen oder Duftsträußchen verarbeiten.

Wichtiger Hinweis:
Die Inhaltsstoffe des Wermut können, über eine längere Zeit eingenommen, das Nervensystem schädigen. Da Eberraute und Wermut blutungsverstärkend wirken, sollten Schwangere auf sie verzichten.

Artemisia dracunculus

Estragon

Lebensform:

∞

Standort:

☼ – ☀

Verwendung:

✗ 𝔄

Familie: Korbblütler (*Asteraceae*)

Herkunft: Seine ursprüngliche Heimat liegt in den Steppengebieten Südrusslands und der Mongolei, doch mit den Kreuzfahrern ist Estragon in den Mittelmeerraum eingebürgert worden. Im deutschsprachigen Raum wurde er »Schlangenkraut« genannt, die Franzosen bezeichneten ihn als »herbe de dragon« (Drachenkraut), weil man glaubte, er heile Schlangenbisse.

Merkmale: Die buschige Staude bildet sehr schlanke Stängel, an denen schmale, längliche Blätter sitzen. Es werden zwei Herkünfte unterschieden: zum einen der robuste, bitter schmeckende Russische Estragon, der bis zu 1,50 m hoch wird, und der würzige Deutsche oder Französische Estragon, der süßlich anisartig schmeckt. Dieser wird 60–80 cm hoch. Der Deutsche Estragon kommt in nördlichen Klimagebieten nicht zur Blüte, während beim Russischen Estragon vom Sommer bis in den Herbst unscheinbare, gelbgrüne Blütenköpfchen in lockeren Rispen erscheinen. Besonders der Deutsche Estragon ist reich an ätherischen Ölen, Gerb- und Bitterstoffen.

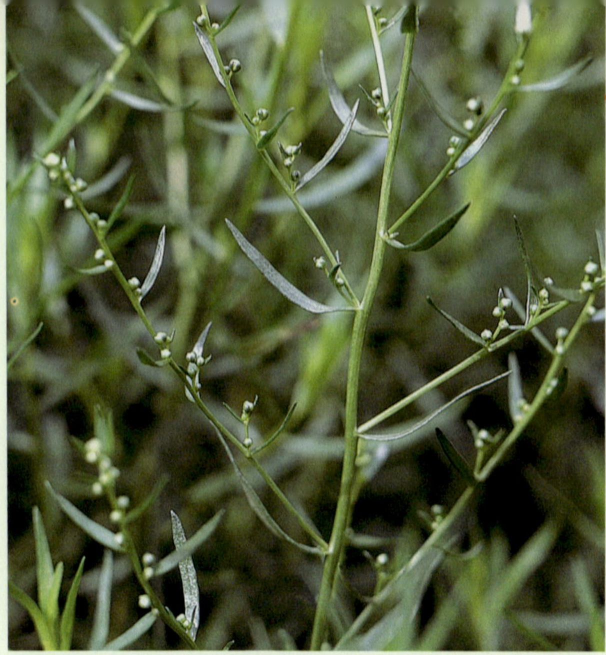

STANDORT: Der Korbblütler gedeiht am besten an sonnigen, warmen Plätzen, wächst aber auch im Halbschatten noch gut. Als Mittelzehrer braucht er einen humus- und nährstoffreichen Boden, der ausreichend feucht sein sollte. Stauende Nässe verträgt er nicht.

KULTUR: Der Deutsche Estragon ist nur durch Teilung oder Kopfstecklinge vermehrbar. Da ein bis zwei Pflanzen für den privaten Gebrauch ausreichen, kauft man sie am besten im Frühjahr und pflanzt sie im Abstand von 30 x 40 cm ein. Estragon braucht viel Platz und gedeiht gut neben Liebstöckel. In trockenen Sommern muss er zusätzlich gewässert werden, im Herbst kann man ihn zurückschneiden. Estragon ist nach 3–4

Jahren meist erschöpft, deshalb ist es ratsam, schon frühzeitig Nachwuchs anzupflanzen. Deutscher Estragon ist frostempfindlich und muss zum Winter abgedeckt werden, während Russischer Estragon niedrige Temperaturen gut aushält. Er wird im Frühjahr direkt ins Freie ausgesät und später vereinzelt.

Ernte: Die jungen Triebspitzen und Blätter können den Sommer über laufend geerntet werden. Sie werden am besten frisch verwendet, da sie beim Trocknen viel Aroma verlieren. Tiefgefrorener Estragon behält dagegen seinen Geschmack.

Der besondere Tipp

Sauce béarnaise

Man würfelt 2 Schalotten und zupft von 1 Bund Estragon die Blätter ab. Die Schalotten und die Estragonblätter werden mit 150 ml Weißwein im offenen Topf solange eingekocht, bis etwa 3 Esslöffel übrig bleiben. Das Ganze abseihen und in einen kleinen Topf geben, der in ein heißes Wasserbad gestellt wird. Jetzt 3 Eigelb dazugeben und schaumig rühren, danach 150 g Butter in Flöckchen zufügen. Zum Schluss wird mit Salz und Pfeffer abgeschmeckt. Achtung: Damit die Soße nicht gerinnt, darf das Wasserbad nie kochen.

Estragon-Essig

Man lässt 1 Zweig Estragon einfach in einer Flasche Weißweinessig 2–3 Wochen ziehen. Wenn man möchte, kann man auch Zitronenmelisse oder Dill zugeben.

VERWENDUNG

KRÄUTERKÜCHE:
In der Küche wird meist der aromatische Deutsche oder Französche Estragon verwendet. Da er sehr intensiv schmeckt, sollte man ihn vorsichtig dosieren. Man gibt ihn zu Salaten, Suppen, Soßen oder würzt damit Geflügel- und Fischgerichte. Mit Estragon lassen sich Kräuteressig und Kräuteröl ansetzen. Er ist wichtiger Bestandteil von Estragonsenf und sehr beliebt beim Einlegen von Gurken.

HEILWIRKUNG:
Die verdauungsfördernde und harntreibende Wirkung von Estragon ist bekannt. Früher wurde er als wirksames Wurmmittel eingesetzt.

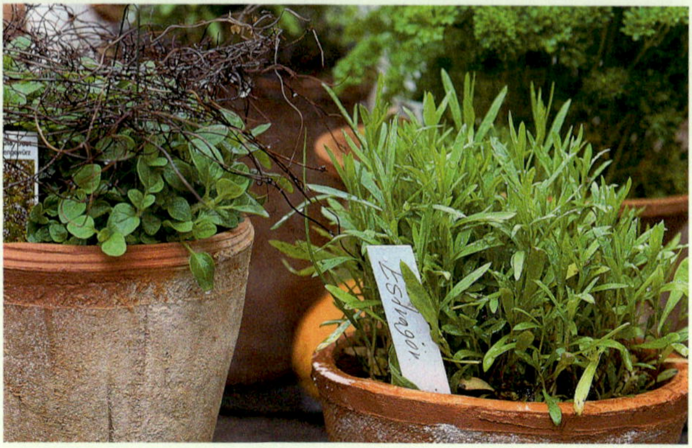

Barbarea vulgaris
Barbarakraut

Lebensform:
∞

Standort:
☀

Verwendung:
✕ ⚕ ❀

FAMILIE: Kreuzblütler (*Brassicaceae*)

HERKUNFT: Das Gewöhnliche Barbarakraut kommt in Europa natürlich vor. Dort steht es sogar unter Naturschutz. Es ist weit verbreitet und wächst von der Türkei über den Kaukasus bis nach China sowie in Südafrika, Nordamerika und Australien. Das Kraut ist der Heiligen Barbara, Schutzpatronin der Bergleute und Steinbrucharbeiter, gewidmet.

MERKMALE: Wie alle zweijährigen Pflanzen bildet die »Winterkresse« im ersten Jahr ihre Blätter und erst im Frühjahr darauf erscheinen die gelben Blüten. Sie wird 30–60 cm hoch. Die Blätter sind sehr reich an Vitamin C und schmecken würzig scharf, ähnlich wie Brunnenkresse oder Rukola.

SORTENTIPP: Die panaschierte Sorte 'Variegata' eignet sich ebenfalls für halbschattige Partien im Garten. Sie blüht gelb und sät sich leicht selbst aus.

STANDORT: Barbarakraut gedeiht am besten im Halbschatten auf feuchten, lehmigen Böden.

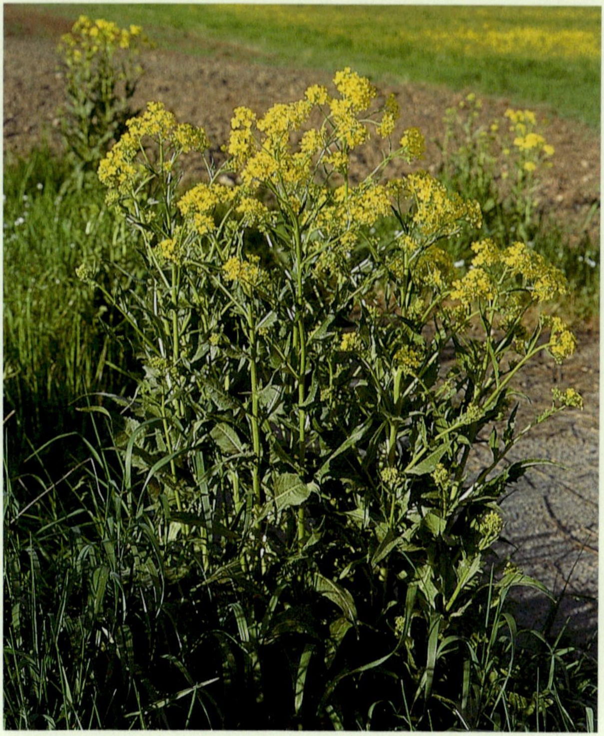

KULTUR: Im Frühjahr und Herbst kann ausgesät werden. Einmal etabliert, vermehrt sich das anspruchslose Kraut meist von selbst.

ERNTE: Die frischen Blätter können bis in den Winter hinein geerntet werden und sorgen mit ihrem hohen Vitamingehalt für einen Energieschub in der dunklen Jahreszeit.

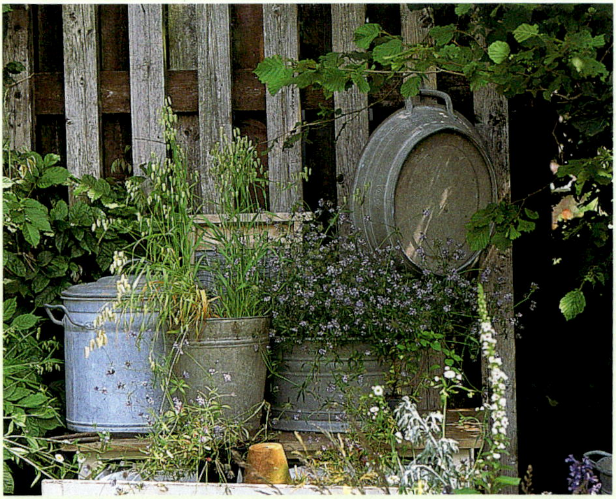

Der besondere Tipp

Vitaminreicher Kräutersalat

1 Grünen Salat, 1 Römischen Salat, je 1 Bund Barbarakraut, Brunnenkresse, Schnittlauch, Petersilie, Basilikum und Minze sowie 1 Paket Gartenkresse waschen und gut trocknen. Schnittlauch und Petersilie klein hacken, die Basilikum- und Minzeblätter von den Stängeln zupfen, die Kresse schneiden. 2 Orangen in Scheiben und dann in Stücke schneiden. Eine Salatschüssel mit Knoblauch ausreiben, die Zutaten in die Schüssel geben und gut mischen. Für das Dressing verrührt man 2 Esslöffel Olivenöl mit 2 Esslöffeln Weinessig, 1 Esslöffel Zitronensaft, 2 zerdrückten Knoblauchzehen, 1 Teelöffel braunem Zucker und 1 Teelöffel Estragonsenf.

Verwendung

Kräuterküche:
Barbarakraut steht im Winter als würzige und vitaminreiche Salatpflanze zur Verfügung. Es verleiht Fischgerichten eine würzig scharfe Note. Kluge Köpfe sorgen für die vitaminarme Jahreszeit vor. Denn einige Kräuter lassen sich noch im Winter ernten oder bleiben unter einer Schneedecke grün. Dazu gehören neben Barbarakraut auch Löffelkraut, Petersilie, Pimpinelle, Winterportulak und Sauerampfer. Eine Decke mit Tannen- oder Kiefernzweigen reicht als Winterschutz meist aus.

Heilwirkung:
»Winterkresse« regt den Appetit an, wirkt blutreinigend und harntreibend. Die Blätter wurden früher als Pflaster benutzt.

Zierwert:
Die gelben Blüten sind ein Farbtupfer im sommerlichen Kräutergarten und locken zahlreich Bienen an. Barbarakraut macht sich sehr hübsch im Vordergrund von Beeten und Rabatten.

Borago officinalis
Borretsch

Lebensform

⊙

Standort:

☼ – ◐

Verwendung:

🍴 ⚕ 🏆 ❀

FAMILIE: Raublattgewächse (*Boraginaceae*)

HERKUNFT: Borretsch ist im gesamten Mittelmeerraum verbreitet, seitdem die Araber ihn in Spanien angebaut haben. Von dort aus gelangte er in das nördliche Europa, wo er seit dem 12. Jahrhundert als Heil- und Gewürzpflanze bekannt ist.

MERKMALE: Die einjährige, buschige Pflanze wächst mit ihren kräftigen, borstig behaarten Stängeln bis 80 cm hoch. Die länglich ovalen Blätter sind ebenfalls stark behaart und verströmen einen intensiven Gurkengeruch. Daher stammt auch der Beiname »Gurkenkraut«. Die sternförmigen, leuchtend blauen Blüten erscheinen den ganzen Sommer über. Sie sind wie die Blätter essbar, die wiederum sehr reich an Vitaminen, Mineralstoffen, Schleim- und Gerbstoffen sowie ätherischem Öl sind.

SORTENTIPPS: Die Sorte 'Alba' blüht weiß, 'Variegata' blau. Letztere hat dekorative, weiß-gelb panaschierte Blätter.

STANDORT: Der Standort kann sonnig bis halbschattig sein. Wichtig ist ein nährstoffreicher, kalkhaltiger Boden, der wegen der langen Pfahlwurzeln gut durchlässig sein sollte.

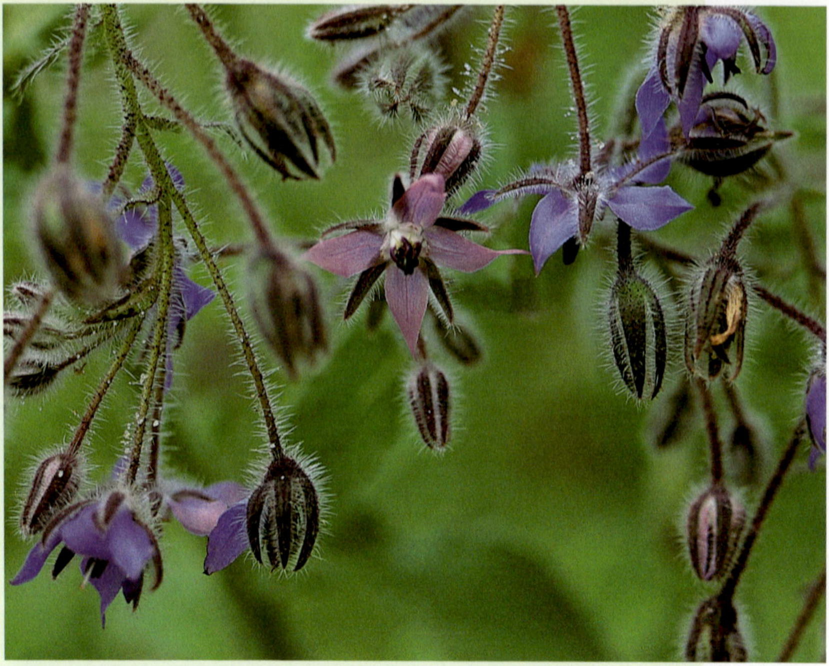

KULTUR: Im späten Frühjahr kann man direkt an Ort und Stelle aussäen, am besten in Folgesaaten. Dabei legt man mehrere der großen Samen an die gewünschte Stelle, bedeckt sie gut mit Erde und kultiviert später nur den kräftigsten Sämling weiter. Da Borretsch kleinere, zartere Pflanzen rasch überwuchert, sollte man ihm ausreichend Platz gönnen. Die Pflanze welkt leicht und braucht immer ausreichend Feuchtigkeit, ansonsten keine weitere Pflege. Wenn man einige Samenstände ausreifen lässt, sät sie sich leicht selbst aus.

Ernte: Junge, zarte Blätter können den ganzen Sommer über gepflückt werden. Man verwendet sie frisch und sollte sie nicht mitkochen. Sie lassen sich gut einfrieren, getrocknet verlieren sie hingegen deutlich an Aroma. Die Blüten sind frisch ebenfalls genießbar. Wenn man sie trocknet und in Deckelgläsern aufbewahrt, hat man den ganzen Winter etwas davon.

Der besondere Tipp

Salatdressing

3 frische Borretschblätter, etwas frische Zitronenmelisse und Estragon sowie 1 Bund Dill waschen, trocknen und fein hacken. 1 kleine Zwiebel schälen und ebenfalls fein hacken. 100 ml Buttermilch mit 2 Esslöffeln Dickmilch verrühren, die Kräuter und Zwiebel zufügen. Alles gut verrühren und mit Salz, Pfeffer und Muskat kräftig würzen. Das Dressing passt hervorragend zu Gurkensalat, Kartoffelsalat oder als Dip zu Rohkost.

Maske für trockene Haut

1 gehäufter Teelöffel Borretschblätter mit 1/2 Tasse Wasser übergießen. Der Tee muss so lange ziehen, bis er lauwarm ist. Sodann durch einen Papierfilter abgießen und mit 1 Eigelb, 1 Teelöffel Mandelöl und 7 g frischer Hefe vermischen. Die Maske wird auf Gesicht, Hals und Dekolleté aufgetragen und muss dort 15 Minuten einwirken.

Verwendung

Kräuterküche:

Die fein gehackten Blätter würzen Quark, Suppen, Fisch- und Eierspeisen und sind Bestandteil der bekannten Frankfurter Grünen Soße. Besonders gut passen sie zu Gurkensalat. Sie sollten frisch verwendet und bei gekochten Gerichten nur kurz vor Ende der Garzeit zugegeben werden. Mit den essbaren Blüten lassen sich Speisen und Getränke hübsch dekorieren.

Heilwirkung:

Borretschtee wirkt blutreinigend und harntreibend, die Schleimstoffe lindern Husten und Bronchitis. Gleichzeitig hilft er bei Rheuma, Herz- und Nierenleiden. Borretsch war schon im Altertum dafür bekannt, dass er traurige Stimmung hebt. Daher stammt auch sein volkstümlicher Name »Wohlgemutsblume«.

Kosmetik:

Die Inhaltsstoffe regen die Hautdurchblutung an.

Zierwert:

Mit seiner ausladenden Gestalt und den aparten Blütenständen ist Borretsch eine dekorative Einzelpflanze. Er fügt sich harmonisch in den Gemüse- und Blumengarten ein. Seine nektarreichen Blüten locken darüber hinaus zahlreich Bienen an.

Calendula officinalis
Ringelblume

Lebensform:
⊙

Standort:
☼ – ◑

Verwendung:
✕ ✚ ♆ ❀

FAMILIE: Korbblütler (*Asteraceae*)

HERKUNFT: Die Heimat der Ringelblume erstreckt sich von Südeuropa bis nach Asien. In Mitteleuropa ist sie schon vor Jahrhunderten dank ihrer wundheilenden Eigenschaften fester Bestandteil in den Bauerngärten geworden.

MERKMALE: Die einjährige Pflanze wird bis 50 cm hoch, ihre Stängel und Blätter sind flaumig behaart. Sie blüht den ganzen Sommer über mit großen, leuchtend gelben bis orangefarbenen Blüten. Mittlerweile sind auch braune und gefüllte Sorten dazugekommen. Die Art ist reich an ätherischen Ölen, Bitter- und Schleimstoffen, Saponinen und Farbstoffen.

SORTENTIPPS: Die Sorten der 'Gitana'-Serie eignen sich mit einer Wuchshöhe von 30 cm hervorragend zur Bepflanzung von Beeten, Rabatten und Balkonkästen. Die Blüten der bis 50 cm hohen 'Kablouna'-Sorten sind gefüllt, die 'Pacific'-Prachtmischung liefert hübsche Schnittblumen.

STANDORT: Ringelblumen wachsen auf jedem Gartenboden, in der Sonne wie im Halbschatten.

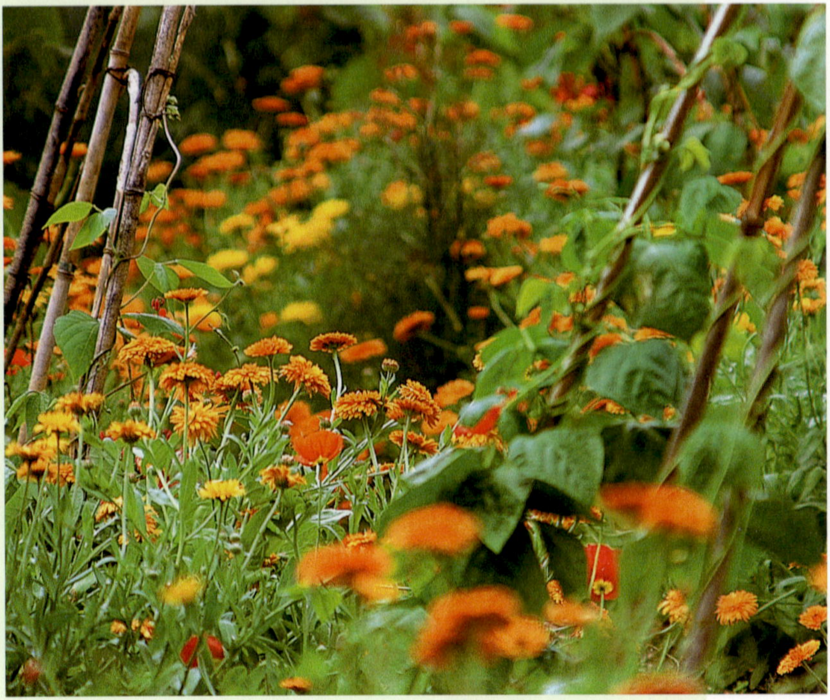

Kultur: Der Samen wird ab März im Abstand von 20–30 cm direkt an Ort und Stelle gesät, in milden Gegenden ist dies auch im Herbst möglich. Später sät sich die Pflanze von selbst aus. Wenn Sie das nicht möchten, schneiden Sie die Samenstände ab. Wird Verblühtes regelmäßig entfernt, blüht die Pflanze erneut durch. Auf diese Weise lässt sich die Blütezeit verlängern. Die Bestände sollten nicht zu dicht sein, sonst treten rasch Pilzkrankheiten oder Blattläuse auf.

Ernte: Die äußeren Blütenblätter gerade aufgeblühter Ringelblumen können vom Sommer bis zum Herbst abgezupft werden. Am besten erntet man nach Sonnentagen. Man kann die Blütenblätter frisch oder getrocknet verwenden, zum Trocknen legt man sie vorsichtig nebeneinander aus. Auch zarte, junge Blättchen können zu einem Tee aufgebrüht werden.

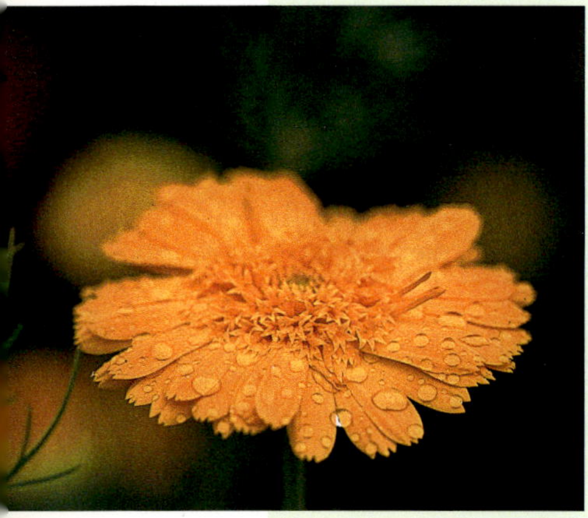

Der besondere Tipp

Ringelblumen-Handcreme

1 Hand voll getrocknete Blüten mit 100 ml Olivenöl aufkochen, das Ganze 20 Minuten sieden lassen. Die Blüten abfiltern und den Satz gut auspressen. Der Flüssigkeit nun 3 Tropfen Melissenöl und 20 g Bienenwachs zugeben und alles gut verrühren. Füllen Sie die Creme noch flüssig in ein Glas. Hände und Nagelhaut bleiben schön zart, wenn man sie mehrmals täglich damit einreibt.

Ringelblumenöl

Geben Sie getrocknete Blüten in eine kleine, möglichst dunkle Flasche und füllen Sie diese mit Olivenöl oder Sonnenblumenöl auf. Kühl und dunkel aufbewahrt hält es lange.

Verwendung

Kräuterküche:
Die pikant schmeckenden Blüten dekorieren Salate und Suppen. Probieren Sie sie einmal im Omelette oder Reis. Die Blüten dienen als Safranersatz; früher hat man damit Butter, Käse, Suppen und Reisgerichte gefärbt.

Heilwirkung:
Ringelblumen-Umschläge werden äußerlich bei Wunden, Geschwüren oder auch Sonnenbrand eingesetzt. Ein Tee aus Blüten und Blättern hilft bei Magen- und Darmerkrankungen oder wird zum Gurgeln und Spülen bei Entzündungen im Mund- und Rachenraum eingesetzt. Vorbeugend getrunken, lindert er Menstruationsbeschwerden. Aus dem Öl der Samen wird seit neuestem ein biologischer, für die Gesundheit unschädlicher Lösemittelersatz hergestellt.

Kosmetik:
Kompressen beruhigen raue und entzündete Haut. Früher haben sich die Frauen mit Ringelblumen sogar die Haare gefärbt.

Zierwert:
Mit ihren leuchtend gelben Blüten ist die Ringelblume ein gern gesehener Gast im Blumenbeet. Sie füllt rasch jede Lücke und wächst auch im Gemüsegarten. Die Blüten halten in der Vase fast 2 Wochen.

Carum carvi
Kümmel

Lebensform:
☉ – ∞

Standort:
☼

Verwendung:
✕ 🅰 ❀

Eigenschaften:
!

FAMILIE: Doldenblütler (*Apiaceae*)

HERKUNFT: Kümmel ist in Europa heimisch und vom Mittelmeerraum bis nach Mittelasien verbreitet. Er wächst bevorzugt auf feuchten Wiesen. Schon bei den Römern galt er als wertvolles Gewürz. Im Mittelalter trug man die Samen in kleinen Beuteln um den Hals, weil sie vor Hexen schützen sollten.

MERKMALE: Die zweijährige Gewürzpflanze bildet im ersten Jahr eine Blattrosette mit zart gefiederten Blättern, aus der im späten Frühjahr bis zu 1 m hohe Blütenstängel austreiben. Aus den großen Dolden mit den weißen Einzelblüten reifen schließlich die bekannten Früchte heran. Wenn sie reif sind, zerfallen die Früchte in zwei sichelförmige Samen. Sie enthalten neben Fettsäuren und Gerbstoffen reichlich ätherisches Öl.

SORTEN: Neben dem zweijährigen Kümmel gibt es Neuzüchtungen, die zeitig im Frühjahr ausgesät schon im Spätsommer desselben Jahres erntereif sind.

VERWANDTE ARTEN: Die »Jungfer im Grünen« (*Nigella damascena*), eine Verwandte des Schwarzkümmels aus der

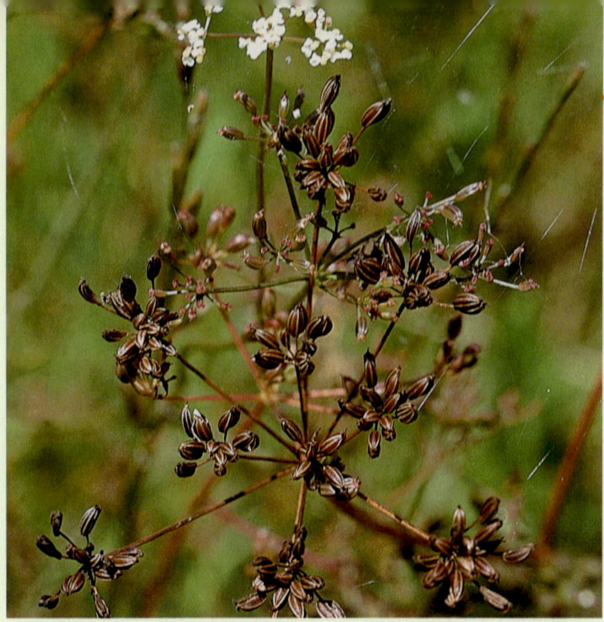

Familie der Hahnenfußgewächse, ist meist nur als Sommerblume bekannt. Dabei schmecken ihre gemahlenen oder auch ganzen Samen intensiv nach Waldmeister.

STANDORT: Kümmel liebt sonnige, warme Plätze. Da er eine tiefe Pfahlwurzel bildet, braucht er einen tiefgründigen, feuchten Boden. Staunässe sollte nicht vorkommen.

KULTUR: Ausgesät wird im April und zwar in Reihen im Abstand von 30 cm. Die Samen des Lichtkeimers dürfen dabei nicht mit Erde bedeckt werden. Der Boden sollte gelegentlich gelockert werden, bei trockener Witterung wird zusätzlich gegossen. In kalten Wintern empfiehlt es sich, die Pflanze mit Fichtenreisig oder ähnlichem abzudecken.

ERNTE: Im ersten Jahr kann man die zarten Blätter zum Würzen von Suppen und Salaten verwenden. Die Samen werden im folgenden Sommer kurz vor der Reife geerntet. Sobald sie sich bräunlich färben, schneidet man die Samenstände ab und hängt sie trocken und schattig zum Nachtrocknen auf.

DER BESONDERE TIPP

EIN SCHNÄPSCHEN IN EHREN

50 g Kümmelsamen in einem Mörser zermahlen und dann in 3/4 Liter klaren Schnaps geben. Das Ganze muss etwa 10 Tage ziehen und wird dann abgefiltert. Ein Gläschen nach fettem oder blähendem Essen wirkt Wunder.

KÜMMELKARTOFFELN

Kartoffeln schmecken besonders würzig, wenn man sie in Salzwasser mit Kümmel gart. Dazu schmeckt Kräuterquark. Man kann sie auch auf einem Blech mit Kümmel überstreut backen.

PIKANTER WEISSKOHLSALAT

Über 500 g fein geschnittenen Weißkohl gibt man 4–6 Esslöffel Öl und 1–2 Esslöffel Obstessig. Die Masse wird dann mit den Händen weich geknetet und mit Kräutersalz, Pfeffer, 1 Esslöffel Kümmel und gepresstem Knoblauch gewürzt.

Verwendung

Kräuterküche:

Herzhaft würziger Kümmel passt besonders gut zu deftiger Hausmannskost und macht sie leichter verdaulich. Nach einem Schnaps auf Kümmelbasis, zum Beispiel Aquavit, liegt das Essen auch nicht mehr so schwer im Magen. Kümmelsamen gibt man zu Braten, Gulasch, Kohlgerichten und Sauerkraut, an Kartoffeln, Suppen und Salate. Auch Kümmelbrot ist sehr würzig.

Heilwirkung:

Kümmel beruhigt den Magen und regt den Appetit an, er hilft bei schmerzhaften Bauchkrämpfen und Blähungen. 1 Tasse kochendes Wasser auf 1 Teelöffel Samen ergibt in dieser Hinsicht einen wohltuenden Tee.

Zierwert:

Fühlt sich die Pflanze an ihrem Platz wohl, entwickelt sie kräftige Büsche, die eine reiche Samenernte versprechen. Mit ihren zahlreichen, rötlich überhauchten Blütendolden ist sie zudem ein hübscher Anblick.

Wichtiger Hinweis:

Bei regelmäßigem Verzehr von Kümmelfrüchten kann das ätherische Öl Magen-Darm-Reizungen hervorrufen. Als empfohlene Tagesdosis gelten maximal 6 g Früchte oder 3–6 Tropfen Kümmelöl zu jeder Mahlzeit.

Cochlearia officinalis
Löffelkraut

Lebensform:

∞

Standort:

☼ – ☀

Verwendung:

✕ ⚕ ❀

FAMILIE: Kreuzblütler (*Brassicaceae*)

HERKUNFT: Das Echte Löffelkraut ist im nördlichen Europa heimisch. Dort wächst es bevorzugt in Küstenregionen, wo die Böden feucht und salzhaltig sind. Die vitaminreiche, in Salz eingelegte Pflanze bewahrte einst die Seeleute auf ihren langen Reisen vor Skorbut. Aus diesem Grund wurde sie auch »Skorbutkraut« genannt.

MERKMALE: Löffelkraut ist eine Rosetten bildende Staude, die meist zweijährig kultiviert wird. Es wird etwa 30 cm hoch und verdankt seinen Namen den lang gestielten, löffelartigen Blättern, die auch bei Frost noch grün sind. Im Sommer erscheinen weiße, nach Honig duftende Blüten in dichten Blütenständen. Die Blätter erinnern im Geschmack an Kresse, daher heißt das Kraut in einigen Gegenden auch »Löffelkresse«. Es enthält viel Vitamin C, Mineral-, Gerb- und Bitterstoffe sowie Senfölglykosid und schwefelhaltiges, ätherisches Öl.

STANDORT: Löffelkraut wächst auf jedem ausreichend feuchten Boden, in der Sonne wie im Halbschatten. Besonders ausdauernd gedeiht es an Plätzen, die auch im Sommer feucht

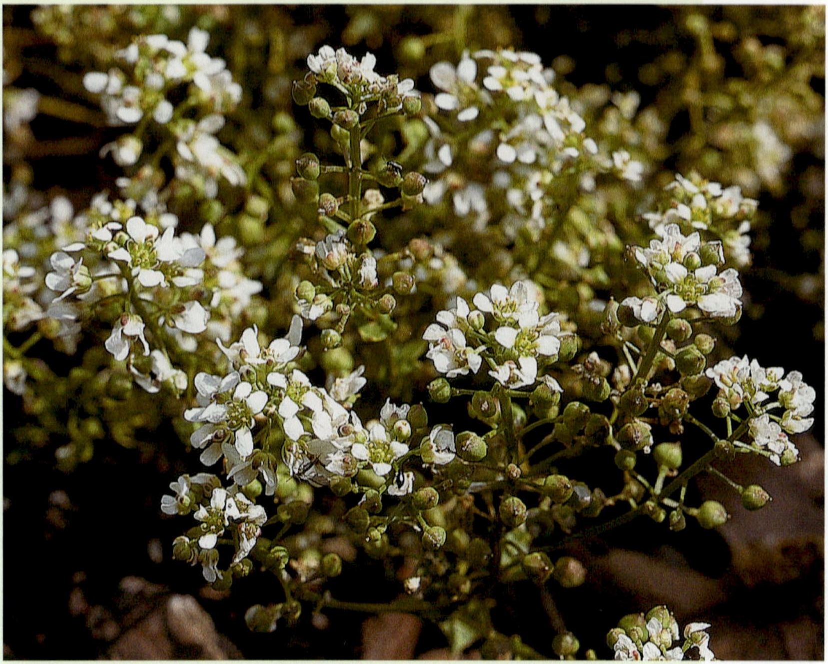

und kühl sind. Der Mittagssonne möchte es nicht so gerne ausgesetzt sein.

Kultur: Die Aussaat ist im Frühjahr oder Spätsommer möglich. Man kann entweder zeitig im Haus vorkultivieren oder direkt ins Freiland säen. Am leichtesten ist es, in Reihen auszusäen und die Pflanzen später auf etwa 10 cm zu vereinzeln. Wichtig ist, regelmäßig zu gießen und den Boden unkrautfrei und locker zu halten. Einmal angewachsen, sät sich die Pflanze leicht selbst aus. Wenn Sie sie im Winter mit Tannen- oder Kiefernzweigen abdecken, können Sie weiterhin die grünen Blätter ernten.

ERNTE: Die Blätter kann man das ganze Jahr über pflücken, auch im Winter. Sie werden am besten frisch verzehrt, aus Kraut und Blättern lässt sich zudem ein gesunder Saft pressen.

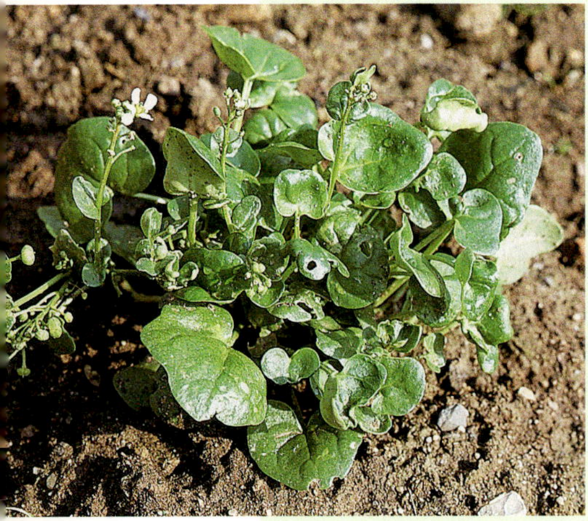

DER BESONDERE TIPP

WILDKRÄUTER-SALAT

1 kleinen Eisbergsalat, je 50 g Löffelkraut, Sauerampfer und Löwenzahn, 4 Tomaten und 2 Zwiebeln putzen, waschen und klein schneiden. Für das Dressing verrührt man 2 Becher Magerjoghurt, 1/2 Tasse Obstessig, 2 Esslöffel mittelscharfen Senf, 2–3 Esslöffel Ketchup, 2–3 Esslöffel Quittengelee und 1 Teelöffel Curry zu einer glatten Creme. Diese wird mit etwas Zitronensaft, Salz, Pfeffer, Zucker und Cayennepfeffer abgeschmeckt.

Verwendung

Kräuterküche:

Die frischen Blätter sind eine vitaminreiche Salatzugabe. Sie schmecken gut zu Kartoffeln, in Quark oder einfach auf dem Butterbrot. Wen der scharfe Geschmack der Blätter oder des Presssaftes stört, dem ist zu empfehlen, Löffelkraut mit anderen Salaten bzw. Säften zu mischen.

Heilwirkung:

Löffelkraut wirkt desinfizierend und stärkt den Stoffwechsel. Es regt die Gallen- und Lebertätigkeit an und wirkt leicht abführend. Mit seinen entschlackenden Eigenschaften bietet es sich für eine Blutreinigungskur im Frühjahr an. Als fester Bestandteil auf dem Speiseplan lindert es sogar Rheumabeschwerden.

Zierwert:

Mit der hübschen Blattform und den süßlich duftenden Blüten macht das Löffelkraut nicht nur im Gemüsegarten eine gute Figur. Man kann es auch auf dem Balkon anpflanzen, da es selbst in Töpfen oder im Balkonkasten noch gut gedeiht. Zudem locken seine nektarreichen Blüten Bienen und Schmetterlinge an. Als Zierpflanze sollte man es jedoch nicht zu stark rupfen.

Coriandrum sativum
Koriander

Lebensform:
⊙

Standort:
☼

Verwendung:
✕ 🅰 ❀

FAMILIE: Doldenblütler (*Apiaceae*)

HERKUNFT: Das Kraut stammt ursprünglich aus dem Mittleren Orient, verbreitete sich aber schon früh über die Mittelmeerländer bis nach Mitteleuropa. Im Mittelalter wurden Flöhe und Läuse mit Koriander bekämpft.

MERKMALE: Das einjährige Kraut wächst mit reich verzweigten Trieben bis 70 cm hoch. Die unteren Blätter sind rundlich und weniger stark gefiedert als die oberen, jüngeren Blätter. Alle Blätter verströmen einen unangenehmen, wanzenähnlichen Geruch und finden daher in der Küche kaum Verwendung. Sie haben der Pflanze aber die Namen »Wanzenkraut« oder »Wanzendill« verliehen. Im Sommer erscheinen endständige, weiße bis rötlich getönte Blütendolden. Aus den Blüten reifen später die als Gewürz genutzten Samen heran, die sehr viel ätherisches Öl enthalten.

SORTENTIPP: Die kleinen Samen von 'Jantar' zeichnen sich durch ein aromatisches Nussaroma aus. Sie enthalten reichlich ätherisches Öl. Blatt-Koriander (Cilantro) wird wie Petersilie zum Würzen benutzt. Die frischen Blätter sind in indischen

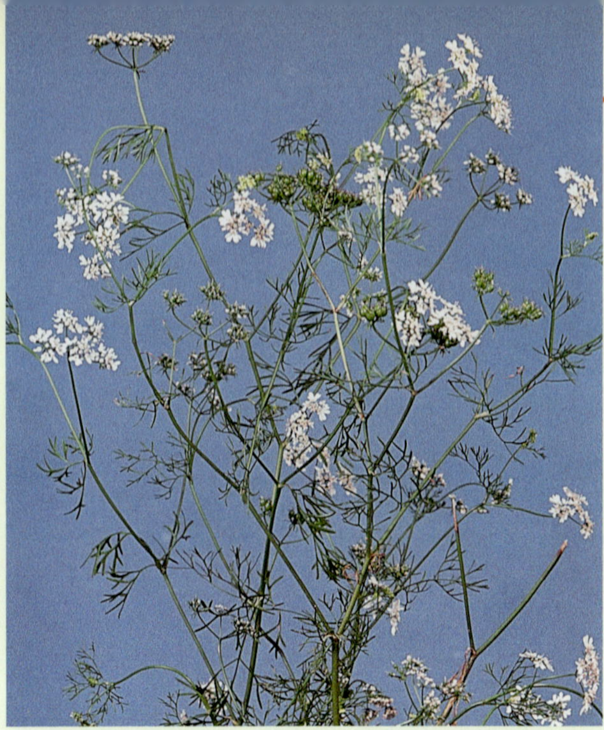

Currygerichten genauso unverzichtbar wie in der scharfen mexikanischen, arabischen und chinesischen Küche.

STANDORT: Koriander gedeiht nur an sonnigen, warmen Plätzen gut. Der Boden sollte locker und kalkhaltig sein.

KULTUR: Ab April bis Mai kann man die Samen etwa 1 cm tief in Reihen im Abstand von 30 cm aussäen. Um sich das Vereinzeln zu ersparen, sät man in der Reihe im Abstand von 15 cm aus. Auch hier empfehlen sich Folgesaaten, um laufend frisch ernten zu können. Bis auf gelegentliches Hacken, damit der Boden schön locker bleibt, braucht Koriander keine weitere Pflege.

ERNTE: Die Samen sollten rechtzeitig geerntet werden, bevor sie ausfallen. Der richtige Zeitpunkt ist gekommen, wenn sich die Samenkörner braun verfärben. Dann schneidet man die Samenstände ab und hängt sie zum Nachtrocknen auf. Die getrockneten Samen kann man in gut verschließbaren Gefäßen aufbewahren und ganz oder zerrieben verwenden. Damit das volle Aroma erhalten bleibt, reibt man sie direkt bei der Zubereitung in das Essen.

DER BESONDERE TIPP

AFELIA: ZYPRISCHES SCHWEINERAGOUT

4 Teelöffel fein zerdrückte oder zerriebene Koriandersamen mit 1/2 Teelöffel Zucker, Salz und Pfeffer mischen. 650 g in Stückchen geschnittenes Schweinfilet damit vermischen und etwa 3 Stunden ruhen lassen. Dann 3 Esslöffel Olivenöl in einer Pfanne erhitzen und das Fleisch rasch anbräunen. Den Backofen auf 160 °C vorheizen und alles in eine feuerfeste Form geben. In dem restlichen Öl bräunen Sie nun 2 in Scheiben geschnittene Zwiebeln an, gießen 300 ml Rotwein zu, würzen mit Salz und schwarzem Pfeffer und lassen alles kurz ankochen. Wenn Sie die Zwiebelsoße über das Fleisch gegeben haben, muss das Ragout noch 1 Stunde backen. Vor dem Servieren wird das Gericht noch mit frischen Korianderblättern dekoriert.

VERWENDUNG

KRÄUTERKÜCHE:
Koriander passt zu Kohlgerichten, Sauerkraut oder Salat, es würzt Suppen, Fisch- und Fleischgerichte. Das Gewürz ist eine klassische Zutat für Lebkuchen, in Indien hingegen ein wichtiger Bestandteil von Currypulver. Die Samen werden gern zum Einmachen und für Liköre verwendet.

HEILWIRKUNG:
Leichte Magen- und Darmbeschwerden wie Blähungen und Völlegefühl können mit Koriander gut behandelt werden. Für 1 Tasse Tee lässt man 1–2 Teelöffel Samen 10 Minuten ziehen. Man kann Koriander pur oder als Teemischung zusammen mit Kümmel oder Kardamom verwenden.

ZIERWERT:
Die hübschen Blütendolden machen sich im Beet genauso gut wie in Blumensträußen. Doch nicht jeder mag den herben Geruch der Pflanze.

Crocus sativus
Safran

Lebensform:
∞

Standort:
☼

Verwendung:
✕ 𝕬 ❀

Eigenschaften:
!

FAMILIE: Schwertliliengewächse (*Iridaceae*)

HERKUNFT: Der Echte Safran war und ist immer noch das teuerste Gewürz der Welt. Seine Heimat liegt im Vorderen Orient, er wurde durch die Mauren nach Spanien gebracht. Heutzutage ist er nur noch in Kultur zu finden. In Europa wird Safran großflächig in Spanien und Griechenland angebaut, aber auch vom Iran bis nach China finden sich Safranfelder. Der hohe Preis ergibt sich aus der Tatsache, dass man für 1 kg Gewürz mindestens 100 000 Narben ernten muss. Safrangelb galt einst als Symbol des Lichtes, und aus diesem Grund wurden die Gewänder von Königen häufig mit diesem Farbstoff eingefärbt.

MERKMALE: Die etwa 8 cm hohe, Knollen bildende Staude gehört zu den herbstblühenden Krokusarten. Von September bis November bilden sich violettblaue Blüten mit einem langen, roten Fruchtknoten. Die grasartigen Blätter erscheinen zur gleichen Zeit. Die rötlichen Blütennarben enthalten ätherisches Öl, Bitterstoff und einen gelben Farbstoff (Crocin).

VERWANDTE ARTEN: Safran gehört zur gleichen Gattung wie die beliebten, frühjahrsblühenden Gartenkrokusse.

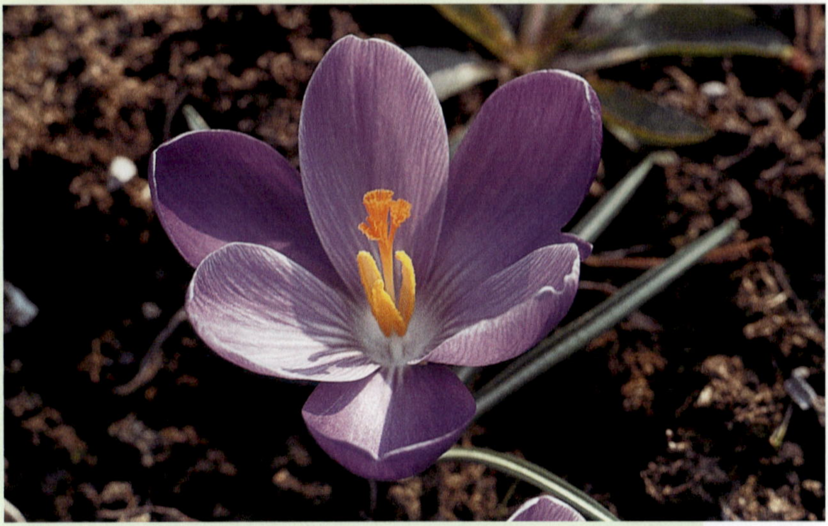

STANDORT: Wichtig ist ein sonniger, warmer Platz. Die Erde sollte humos, aber vor allem gut wasserdurchlässig sein.

KULTUR: Beim Ausgangsmaterial kann man zwischen Jungpflanzen und Knollen wählen. Da Safran nur in warmen Gegenden im Freien überdauert, werden die Knollen im Herbst statt ins Beet besser in große Töpfe gesetzt, und zwar so tief, dass die Spitzen gerade noch zu sehen sind. In einen Topf mit 25 cm Durchmesser passen sechs Knollen. Die Knollen dürfen nicht faulen, daher sollte die Blumenerde zur Hälfte mit Sand gemischt sein und das Wasser gut ablaufen können. Die Töpfe werden an einem frostfreien Platz aufgestellt, der ruhig kalt sein kann. Noch im ersten Jahr erscheinen die Blätter, die zum

Sommer hin einziehen. In dieser Ruhezeit wird die Pflanze trocken gehalten. Ab September beginnt die Pflanze zu blühen, nachdem sie zuvor wieder gegossen wurde. Später lassen sich Brutknollen abnehmen. Ausgepflanzte Safranknollen sollten im Winter auf jeden Fall mit Reisig oder einer Kompostschicht abgedeckt werden. Es empfiehlt sich, sie alle 3–5 Jahre umzupflanzen.

ERNTE: Die dreigeteilten, rötlichen Narben werden nach der Ernte getrocknet und in einem verschließbaren Deckelglas aufbewahrt. Vor dem Gebrauch werden die Safranfäden in einem Mörser zu feinem Pulver verrieben. Unzerkleinerte Narben, die Safranfäden sowie Safranpulver gibt es natürlich auch zu kaufen.

DER BESONDERE TIPP

SAFRANSOSSE

Grundlage ist eine Béchamelsoße, für die 2–3 Esslöffel Mehl in einer trockenen, heißen Pfanne kurz geröstet werden. Das Mehl sollte noch hell bleiben. Ist es abgekühlt, unter Rühren 1 Liter Milch, 1 Lorbeerblatt und 1 Esslöffel Gemüsebrühe zugeben und aufkochen. In der Zwischenzeit 1 Zwiebel klein schneiden und dünsten, zur Béchamel geben und alles mit Salz, Pfeffer und Muskatnuss abschmecken. Für die Safransoße 4–5 Esslöffel Senffrüchte grob hacken und kurz mitkochen. Zum Schluss die Soße mit 1/2 Teelöffel Safran, etwas Cognac, Sherry oder Portwein abschmecken.

VERWENDUNG

KRÄUTERKÜCHE:

Safran würzt Fischsuppen und Reisgerichte, zum Beispiel Paella, und verleiht ihnen gleichzeitig eine attraktive Farbe. Er verfeinert Soßen und Gebäck. Wegen seines bitteren Geschmacks sollte er nur sparsam verwendet werden.

HEILWIRKUNG:

Das Gewürz wirkt herzstärkend und hilft bei Anämie und Erschöpfungszuständen. Im Orient dient es als Aphrodisiakum. In der Homöopathie wird es zur Beruhigung und gegen Depressionen eingesetzt.

ZIERWERT:

Safran ist im Beet oder in der Schale ebenso hübsch wie der Gartenkrokus und blüht sogar noch bis tief in den Herbst hinein.

WICHTIGER HINWEIS:

Safran ist Bestandteil pflanzlicher Arzneimittel, die den Uterus stärken und Menstruationsstörungen beheben. Wenn die Dosierungsempfehlung überschritten wird, können die Wirkstofffe abtreibend wirken.

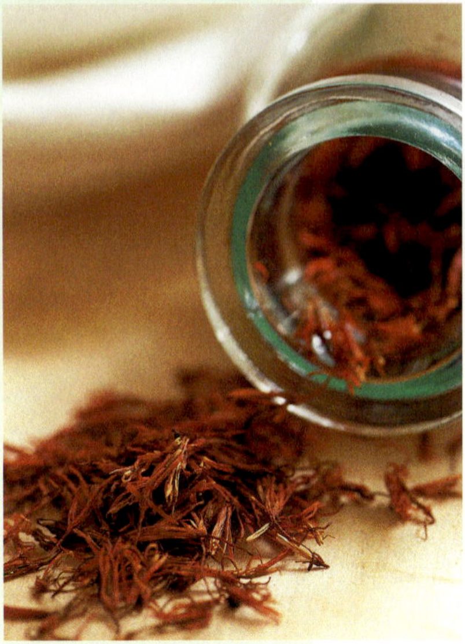

Cymbopogon flexuosus
Zitronengras

Lebensform:
∞

Standort:
☼ – ◑

Verwendung:
✕ ⚕ 🏆 ❀

FAMILIE: Süßgräser (*Poaceae*)

HERKUNFT: Das Lemongras, in der ostasiatischen Küche »Sereh« genannt, stammt ursprünglich aus Indien und fand über Auswanderer seinen Weg in das tropische Afrika und nach Mittelamerika. Dort ist es als Gemüse und Gewürz ebenfalls sehr beliebt und wird in großen Mengen angebaut.

MERKMALE: In seiner Heimat wächst das bis 1,80 m hohe Süßgras ausdauernd. Die grünen, grasartigen Halme sind im unteren Drittel weiß und fleischig. Sie enthalten reichlich ätherisches Öl (Citronellöl). In nördlichen Breiten wird das Zitronengras meist als Topfpflanze kultiviert.

VERWANDTE ARTEN: *Cymbopogon citratus* hat seinen Ursprung im Malaiischen Archipel, ist aber in Aussehen und Verwendung sehr ähnlich. Im Spezialhandel werden auch Gräser mit anderen Geschmacksnoten angeboten, zum Beispiel das etwas süßlicher schmeckende Zitronellagras (*C. nardus*). Die Blätter des Roshagrases (*C. martinii*) duften herrlich nach Rosen. Das ätherische Öl wird daher gern zur Herstellung von Kosmetikartikeln und Parfums benutzt.

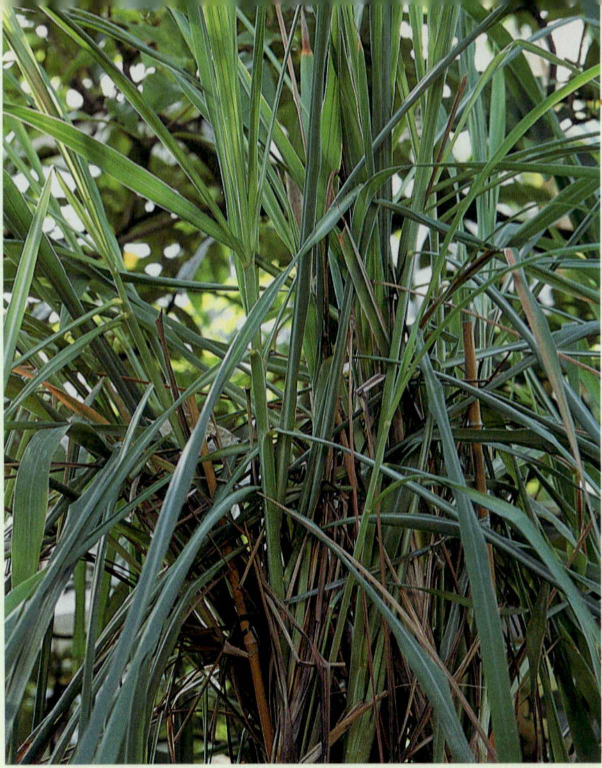

STANDORT: Zitronengras wächst an sonnigen und halbschattigen Plätzen. Es braucht nährstoffreiche Erde, die immer gut feucht sein sollte.

KULTUR: Das wärmebedürftige Gras wird in der Regel als Zimmerpflanze angeboten. Es kann den Sommer über gut im Freien stehen, verträgt aber keinen Frost. Neben einem möglichst hellen Standort ist eine gleichmäßige Wasserversorgung und regelmäßige Düngung sehr wichtig. Nach der Überwinterung im Haus schneidet man die Halme im Frühjahr vor dem

Neuaustrieb fast bis zum Boden zurück. Große Horste lassen sich dann auch teilen.

Ernte: Zitronengras kann ständig geerntet und den Speisen frisch zugegeben werden. Es lässt sich auch gut trocknen oder einfrieren. Der weiße, fleischige Teil der Grashalme wird als Pulver oder Paste verarbeitet und ist in Spezialgeschäften erhältlich.

Der besondere Tipp

Exotische Garnelensosse

1 mittelgroße Tomate, 1 Teelöffel Kurkuma, 3 rote Peperoni, 1 Stück Ingwer (ca. 2 cm), 5 Schalotten und 3 Knoblauchzehen mahlen oder pürieren und mit 1 Stange angedrücktem Zitronengras in etwas Öl in der Pfanne anbraten, bis es aromatisch duftet. 250 g Garnelen dazugeben und in der Soße schwenken. 1/2 Tasse Fischbrühe oder Wasser angießen und mit Salz und Zucker abschmecken. Diese Soße passt hervorragend zu gebratenem oder frittiertem Fisch.

Verwendung

Kräuterküche:

Liebhaber der asiatischen Küche kommen ohne Zitronengras kaum aus. Mit seinem frischen Zitronenaroma passt es gut zu Fischgerichten und Chutneys, aber auch zu Obstsalaten oder Kompott. Häufig wird es wie Lorbeer mitgekocht. Mit industriell gewonnenem Lemongrasöl werden Süßspeisen aromatisiert. In Australien ist der Tee von *Cymbopogon citratus*, der sogenannte Lemongrastee, ein beliebtes Erfrischungsgetränk.

Heilwirkung:

Zitronengras ist nicht nur schmackhaft, es wirkt zudem beruhigend und harntreibend.

Kosmetik:

Das ätherische Öl wird häufig als preiswerter Zitronenölersatz zur industriellen Herstellung von Parfum und Seife genutzt.

Zierwert:

Wer gerne exotisch kocht, für den ist diese Kombination aus exotischem Gewürz und dekorativer Zimmerpflanze unbedingt zu empfehlen. Wenn das Gras hell und warm steht, reichlich gegossen und gedüngt wird, verwöhnt es seinen Besitzer das ganze Jahr über mit dem herrlichen Aroma. Die nach Rosen duftenden Blätter des Roshagrases ergeben ein herrliches Potpourri.

Echinacea purpurea
Sonnenhut

Lebensform:
∞

Standort:
☼ – ◐

Verwendung:
𝔄 ❀

Eigenschaften:
!

FAMILIE: Korbblütler (*Asteraceae*)

HERKUNFT: Heimat des Sonnenhutes ist Nordamerika, wo die sukkulente Staude bevorzugt an trockenen Hängen vorkommt. Sie diente schon früh den Indianern als Heilpflanze.

MERKMALE: Die Staude, auch als Roter oder Purpur-Sonnenhut bekannt, wurde früher der Gattung *Rudbeckia* zugeordnet. Sie wächst buschig und wird 70–90 cm hoch. Ihre schmal länglichen Blätter sind lederartig und rau behaart. Auffällig sind im Sommer die purpurnen Strahlenblüten, die eine Mitte aus braunroten Röhrenblüten umgeben. Die Blüten locken zahlreich Bienen, Hummeln und Schmetterlinge an. Besonders die Wurzeln enthalten antibiotische, immunstärkende Wirkstoffe.

SORTENTIPPS: 'Alba', 'White Lustre' und 'White Swan' blühen weiß, während sich 'Magnus' durch äußerst große, kräftige, rosarote Blüten und eine lange Blütezeit auszeichnet. Die Sorte 'Rubinstern' leuchtet in Rot.

VERWANDTE ARTEN: Die schmalblättrige Art *Echinacea angustifolia* ist ebenfalls von guter Heilwirkung, im Garten

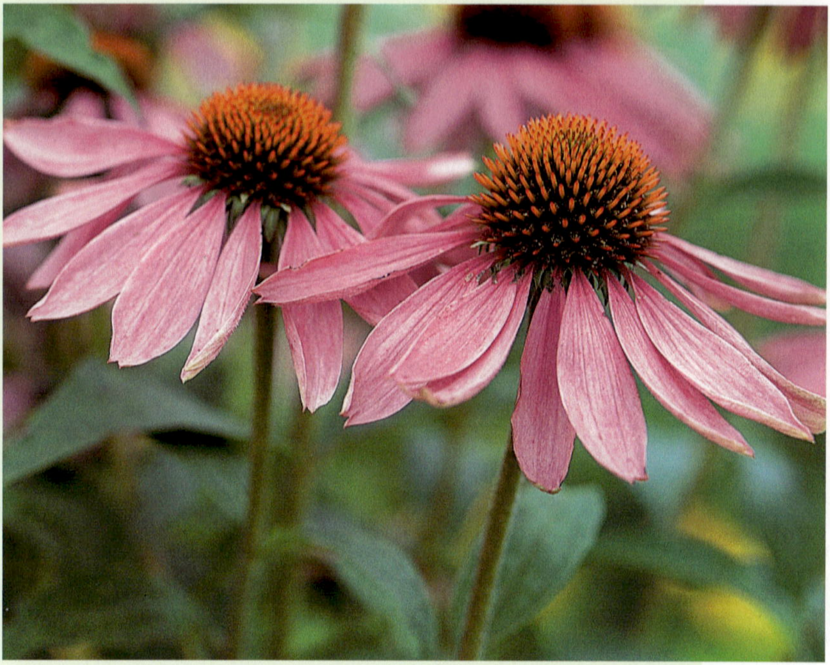

aber schwieriger zu kultivieren, da sie sehr empfindlich auf stauende Nässe reagiert. Von großem Zierwert sind die nahe verwandten, ausdauernden Sonnenhut-Arten *Rudbeckia fulgida*, *R. laciniata* und *R. nitida* mit leuchtend gelben Blüten.

STANDORT: Die Pflanze bevorzugt einen sonnigen Platz, verträgt aber auch leichten Schatten. Sie wächst auf humosen, auch kalkhaltigen Böden.

KULTUR: Im Frühjahr kann man an Ort und Stelle aussäen, gekaufte Setzlinge auspflanzen oder vorhandene Stauden einfach teilen. Bei der Ernte der Wurzel lassen sich im Winter zudem Wurzelschnittlinge vermehren. Im Frühjahr wird die Pflanze kräftig zurückgeschnitten.

ERNTE: Die meisten Heilpräparate werden aus den Wurzelteilen gewonnen, die die wertvollen Wirkstoffe in konzentrierter Dosis enthalten. Aber auch Blüten, Stängel und Blätter können verwendet werden. Die Inhaltsstoffe lassen sich gut in Alkohol konservieren. Wie Sie das machen, finden Sie im nachfolgenden »Besonderen Tipp«.

DER BESONDERE TIPP

ZUR STEIGERUNG DER ABWEHRKRÄFTE

Mischen Sie zu gleichen Teilen die zerkleinerte und getrocknete Wurzel von Sonnenhut mit Wermut- und Pfefferminzblättern. 2 Teelöffel davon mit 1 Tasse kochendem Wasser überbrühen, 10 Minuten ziehen lassen und abseihen. 2–3 Tassen täglich bauen Sie sichtlich auf.

Wenn Sie eine Tinktur ansetzen möchten, füllen Sie eine gut verschließbare Flasche zu etwa drei Viertel mit zerkleinerten Pflanzenteilen und füllen diese mit 40-prozentigem Alkohol auf. Die Flasche wird gut verschlossen, kühl und dunkel aufgestellt und regelmäßig geschüttelt. Nach 2–3 Wochen wird die Flüssigkeit abgeseiht, am besten durch ein Tuch. Die Reste gut auspressen und die klare Tinktur in dunklen, sauberen Flaschen aufbewahren.

Verwendung

Heilwirkung:

Sonnenhut wirkt antibiotisch und schmerzstillend. Daher ist er ein ideales Mittel zur Wundbehandlung. Mit einer verdünnten Waschlösung können äußere Wunden sehr gut desinfiziert werden. Innerlich angewendet werden das Immunsystem gestärkt und Allergien gemildert. Nimmt man im Anfangsstadium von Erkältungen, Halsschmerzen und Grippe alle 2–3 Stunden 5–10 Tropfen Sonnenhut-Tinktur ein, bekommt man die Symptome rasch in den Griff. Später kann man die Dosis auf dreimal täglich reduzieren, bis die Beschwerden abklingen.

Zierwert:

Die kontrastreichen Blütenköpfchen machen den Reiz der Staude aus. Sie ist ideal für Beete und Rabatten, die Blüten halten zudem gut in der Vase. Hübsche Partner sind Gräser, Sommer- und Herbstastern, Phlox, Rittersporn, Feinstrahl, Schleierkraut oder Mexikanische Minze.

Wichtiger Hinweis:

Empfindliche, zu Allergien neigende Personen können mit Hautreizungen, Anschwellung des Rachenraumes oder sogar Atemnot reagieren. Das gilt besonders bei deutlichem Überschreiten der in den Rezepten angegebenen Dosis.

Elsholtzia stauntonii
Kammminze

Lebensform:
∞

Standort:
☼

Verwendung:
✕ ❀

FAMILIE: Lippenblütler (*Lamiaceae*)

HERKUNFT: Die Chinesische Kamminze, wie sie korrekt heißt, ist im Norden Chinas zu Hause. Dort ist sie als Gewürzkraut bekannt, bei uns hat sie sich zu einem beliebten Ziergehölz entwickelt.

MERKMALE: Der sommergrüne Halbstrauch kann bis 1,50 m hoch werden. Seine schmalen, bis 15 cm langen Blätter verströmen einen angenehmen Duft, der etwas an Kümmel erinnert, und können als Gewürz verwendet werden. Sie sind glänzend grün und verfärben sich im Herbst leicht purpurrot. Sehr schön sind die purpurrosa, 10–20 cm langen Scheinähren, die ab September am Ende der Triebe erscheinen.

SORTENTIPP: Die Sorte 'Alba' blüht weiß und wird bis 80 cm hoch. Sie ist wie die Art winterhart.

VERWANDTE ARTEN: Die einjährige Echte oder Vietnamesische Kammminze (*Elsholtzia ciliata*) ist in Zentralasien, Japan, Korea und China heimisch. Bei uns ist sie erst in letzter Zeit als Küchengewürz entdeckt worden. Ihr Aroma besitzt eine

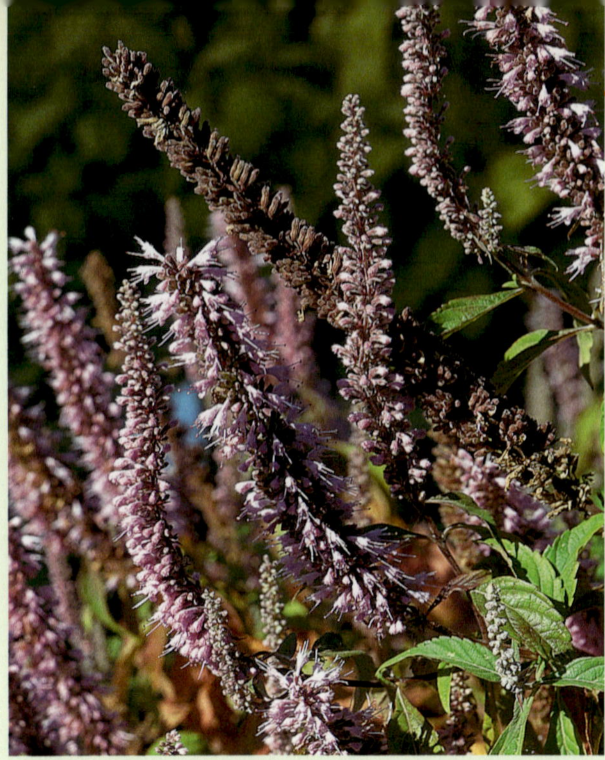

Spur Zitrone. Sie blüht im Herbst mit lavendelfarbenen Ähren und wird über Stecklinge vermehrt.

STANDORT: Die Art benötigt einen sonnigen, warmen Platz. Sie verträgt Trockenheit ausgezeichnet.

KULTUR: Die Chinesische Kammminze können Sie in Baumschulen, in gut sortierten Gartencentern oder über den Versandhandel erwerben. Damit die Pflanze gut in Form bleibt und nicht zu groß wird, wird sie im Frühjahr regelmäßig zurückgeschnitten. In kalten Gebieten empfiehlt es sich, den Wurzelbereich mit einer Laub- oder Mulchdecke zu schützen. Der Halbstrauch ist zudem eine hübsche Kübelpflanze. Im Winter sollte der Kübel gut isoliert oder die Pflanze frostfrei überwintert werden. Die Vietnamesische Kammminze ist einjährig und muss jedes Jahr neu vermehrt werden.

Ernte: Die aromatischen Blätter mit der außergewöhnlichen Geschmacksnote von Kümmel und Minze können den ganzen Sommer über gepflückt werden.

Der besondere Tipp

Vietnamesischer Pfannkuchen

3 Eier mit 2 Teelöffeln Nuoc-Mam-Soße (aus dem Asiashop) locker aufschlagen. 1 Esslöffel Pflanzenöl in einer Pfanne erhitzen, die Eiermischung hineingeben. Bevor die Masse stockt, 10 geschälte Garnelen sowie je 1 Teelöffel gehackte Kammminze und Koriander zugeben. Ist das Omelette gestockt, stellt man es zum Überbacken kurz unter den vorgeheizten Grill. Am leichtesten gelingt der Pfannkuchen in einer speziellen Omelettepfanne. Er kann als vollständige Mahlzeit oder als Teil einer gemischten Vorspeise gereicht werden. Abgekühlt kann man den Pfannkuchen gut in Streifen schneiden und an Salate, Nudel- und Reigerichte geben.

Verwendung

Kräuterküche:
Frische, gehackte Blätter passen gut zu Gurkengemüse, Eierspeisen, Geflügel- und Fischgerichten, Suppen und Soßen. Als Zutaten von Frühlingsrollen sind sie in der asiatischen Küche unersetzlich. Und Kräuterquark bekommt mit Kammminze eine besondere Note.

Zierwert:
Beide Arten erinnern an Salbei und bereichern mit ihren rosaroten Blütenständen jedes Beet. Die Chinesische Kammminze ist zudem eine dekorative Kübelpflanze.

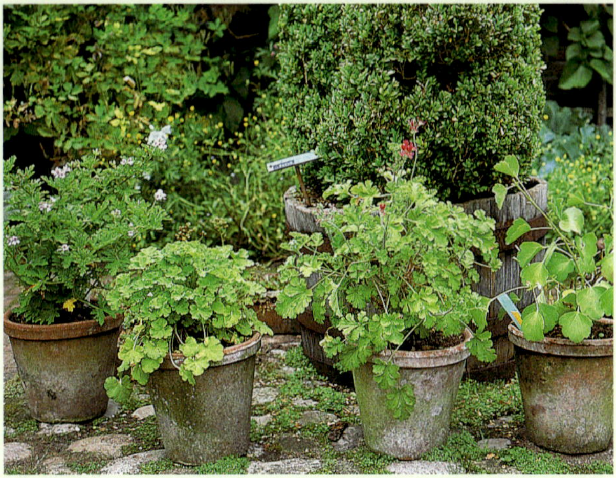

Eruca sativa
Rauke

Lebensform:
☉

Standort:
☼ – ◑

Verwendung:
🍴 ⚕

FAMILIE: Kreuzblütler (*Brassicaceae*)

HERKUNFT: Die Ölrauke ist eine Bewohnerin der Mittelmeerländer und wird dort seit der Antike als Blattsalat, Gewürz- und Heilpflanze genutzt.

MERKMALE: Die meist einjährig kultivierte Pflanze ist auch als Senfrauke, Salatrauke oder Rukola bekannt. Sie wächst sehr rasch und kann bis 50 cm hoch werden. Da sie mit dem Senf verwandt ist, wundert es nicht, dass ihre Blätter reich an Senfölen und Vitamin C sind. Im Sommer bilden sich zarte, gelblich weiße Blüten in lockeren Trauben, aus denen sich die als Gewürz dienenden Samen bilden.

VERWANDTE ARTEN: Die folgenden Beispiele gehören zwar botanisch gesehen nicht zur Gattung *Eruca*, sind in der Küche jedoch wie Rauke zu verwenden. Wenn Sie ein Exemplar der Knoblauchsrauke (*Alliaria petiolata*) bekommen können, greifen Sie ruhig zu. Ihre zarten Frühlingsblätter schmecken aromatisch nach Knoblauch. Und die Wurzel ist ein gleichwertiger Ersatz für Meerrettich. Die Pflanze wächst am besten im Halbschatten auf nährstoffreichen Böden und sät sich leicht selbst

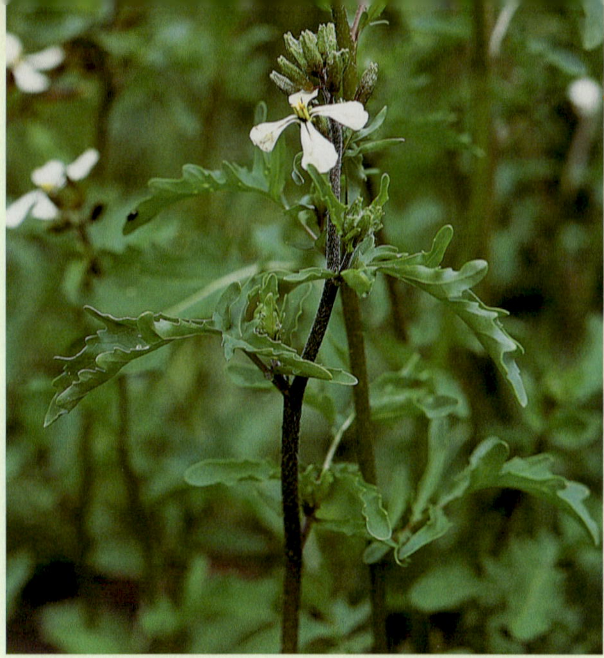

aus. Die gehackten Blätter der heimischen Wegrauke (*Sisymbrium officinale*) verleihen Speisen einen pikanten, kresseähnlichen Geschmack. Probieren Sie sie in Kräuterquark oder als Brotbelag.

STANDORT: Der Kreuzblütler gedeiht an sonnigen und halbschattigen Plätzen. Er braucht einen nährstoffreichen, humosen Boden, der weder zu trocken noch zu nass ein sollte.

KULTUR: Ab dem Frühjahr kann laufend ausgesät werden, entweder im Garten oder auf der Fensterbank, wo man Rukola wie Kresse ziehen kann. Wer einen Balkon hat, kann sie auch dort gut in Gefäßen anbauen. Ausreichend gedüngte Pflanzen wachsen rasch und sind dann weniger bitter. Doch wenn Sie die Pflanzen zu nass halten, verlieren sie an Aroma. Bei der Planung des Gemüsebeetes ist zu beachten, dass Salatrauke nicht gern neben Kohlgemüse wächst.

Ernte: Frische Blätter können laufend geerntet werden. Man kann sie einzeln pflücken oder die ganze Pflanze abschneiden. Wenn Sie einige Blütenstände abreifen lassen, können sie die Samen, die sogenannten Senfkörner, ernten.

Der besondere Tipp

Rukolasalat mit Mozzarella

Rukola ist aus der italienischen Küche genauso wenig wegzudenken wie Basilikum. Versuchen Sie doch einmal diese Version der klassischen Tomaten-Mozzarella-Vorspeise:
Sie brauchen 1–2 Bund Rukola, einige reife Tomaten, wenn Sie mögen Zucchini, rote Zwiebeln und Mozzarella. Salat und Gemüse putzen, die Tomaten und Zucchini in Scheiben schneiden, die Zwiebeln in Ringe, den Käse in Scheiben oder Würfel und alles dekorativ anrichten. Für das Dressing können Sie Ihr Lieblingsdressing wählen oder 2 Esslöffel Weißwein mit 1 Esslöffel Balsamico-Essig, 1 fein geschnittenen Schalotte und 1 gehackten oder gepressten Knoblauchzehe verrühren. Mischen Sie 3 Esslöffel Olivenöl unter und schmecken Sie alles mit Salz und Pfeffer ab, bevor Sie den Salat anrichten.

VERWENDUNG

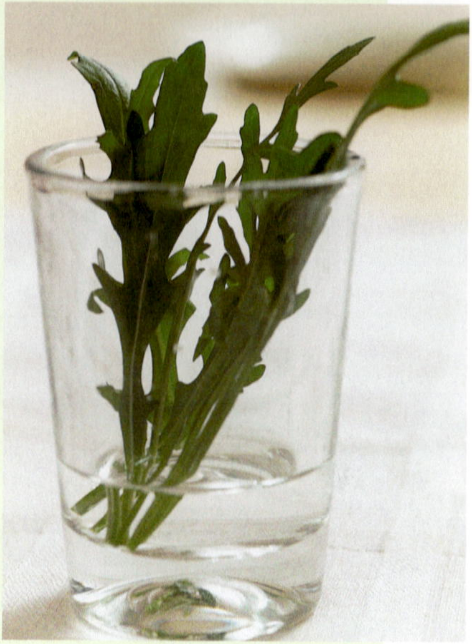

KRÄUTERKÜCHE:
Junge, zarte Blätter schmecken wie eine Mischung aus Kresse, Senf und Nüssen und ergeben einen vitaminreichen Salat. Sie würzen Soßen und Kräuterquark. Die Samen verwendet man wie Senfkörner, zum Beispiel beim Einlegen von Mixed Pickles. Aus ihnen werden auch Öle hergestellt.

HEILWIRKUNG:
Rukola ist sehr reich an Vitamin C. Sie hat eine antibakterielle Wirkung und fördert die Verdauung.

Foeniculum vulgare
Fenchel

Lebensform:
∞

Standort:
☼

Verwendung:
✕ ⚕ 🏆 ❀

Eigenschaften:
!

FAMILIE: Doldenblütler (*Apicaceae*)

HERKUNFT: Die Wildform ist vom Mittelmeerraum bis nach Vorderasien beheimatet und dient schon seit alters her als Heil- und Gewürzpflanze. Aus ihr haben sich unsere Kulturpflanzen, der Gewürz- und der Knollenfenchel, entwickelt.

MERKMALE: Gewürzfenchel (*Foeniculum vulgare* var. *dulce*) kann zwei- oder mehrjährig gezogen werden. Auffällig sind die kräftigen, gerillten Stängel, die zierliches, fein gefiedertes Laub tragen. Mit den Blütendolden, die im Sommer erscheinen, kann er eine Höhe von 80–200 cm erreichen. Aus ihnen reifen später die nach Anis schmeckenden Samen heran, die wie kleine Halbmonde aussehen. Ihre Wirksamkeit verdanken sie dem hohen Gehalt an ätherischen Ölen.

VERWANDTE ARTEN: Knollenfenchel (*Foeniculum vulgare* var. *azoricum*) ist sehr vitaminreich und schmeckt als Rohkost ebenso wie gedünstet oder überbacken. Empfehlenswert sind schossfeste Sorten, damit die Langtagspflanze im Sommer nicht blüht, sondern kräftige Knollen ausbildet.

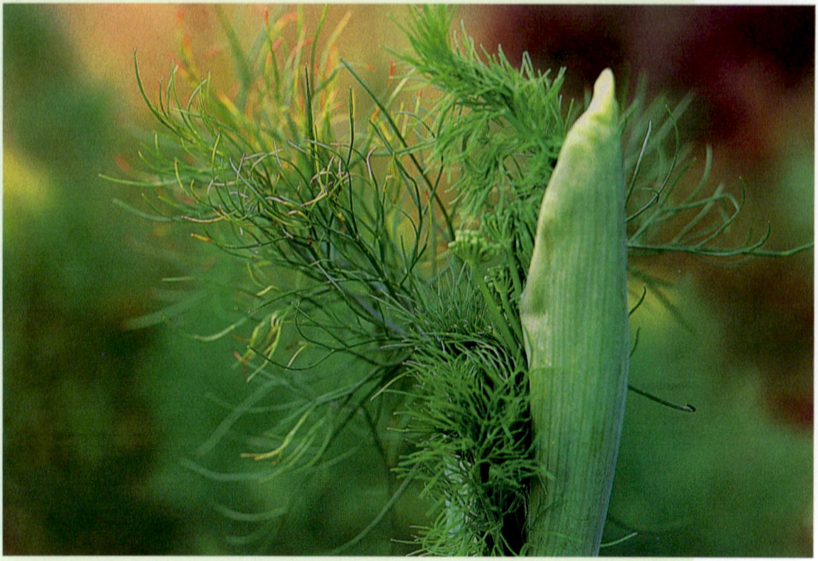

STANDORT: Fenchel braucht es sonnig und warm, damit die Samen gut ausreifen können. Wegen der langen Pfahlwurzeln sollte der Boden vor allem tiefgründig sein, aber auch nährstoffreich, kalkhaltig und gut wasserdurchlässig.

KULTUR: Bei Gewürzfenchel handelt es sich um eine ausdauernde Staude, die in nördlichen, frostgefährdeten Gebieten meist zweijährig gezogen wird. Manche Sorten eignen sich auch für die einjährige Kultur, dann erfolgt die Aussaat schon im Februar im Haus. Ansonsten wird im späten Frühjahr auf ein geschütztes Beet im Freiland ausgesät, am besten in Reihen im Abstand von 25 cm. Später wird dann auf 50 cm vereinzelt, denn die Pflanze wird sehr groß. Bis zur Keimung muss das Saatbeet gut feucht gehalten werden. Vor dem Wintereinbruch werden die Stängel etwa 10 cm über dem Boden abgeschnitten und die Pflanze mit einer schützenden Reisig- oder Strohdecke abgedeckt. Wenn er einmal im Garten heimisch geworden ist, sät sich Fenchel in warmen Gegenden leicht selbst aus.

ERNTE: Junge, zarte Blätter können laufend gepflückt und als Gewürz frisch verwendet werden. Die Samenstände schneidet man ab, sobald die Dolden braun sind. Wenn die Samenkörner graue Streifen aufweisen, sind sie schon so gut wie trocken. Trotzdem sollten sie noch zum Nachtrocknen aufgehängt werden. Anschließend kann man sie in fest verschließbaren Gefäßen gut aufbewahren.

DER BESONDERE TIPP

HILFT BEI HUSTEN UND MAGENPROBLEMEN

Damit die ätherischen Öle freigesetzt und ihre Wirkung so gut wie möglich entfalten können, werden die Fenchelsamen kurz vor der Zubereitung des Tees zerdrückt. Für 1/4 Liter Tee, den man 10 Minuten ziehen lässt, nimmt man 1 gehäuften Teelöffel Samen. Bei Husten trinkt man mehrere Tassen pro Tag und zwar möglichst heiß, bei Magen- und Darmbeschwerden lauwarm und ungesüßt.

VERWENDUNG

KRÄUTERKÜCHE:

Samen und Kraut würzen Fischgerichte, Salate und Soßen. Die Samen werden auch für die Zubereitung von Likören sowie Brot oder Plätzchen verwendet. Fetter Fisch wird durch Fenchel wesentlich bekömmlicher.

HEILWIRKUNG:

Mit dem Samen wird der heilkräftige Tee zubereitet. Er hilft bei Magen- und Darmbeschwerden und lindert schmerzhafte Blähungen. Auch bei Asthma und Keuchhusten leistet er gute Dienste. Als sanftes Heilmittel wird Fencheltee vor allem bei Kindern verwendet.

WICHTIGER HINWEIS:
Fenchelöl kann bei empfindlichen Personen allergische Reaktionen der Haut und Schleimhäute hervorrufen. Schwangere, Säuglinge und Kleinkinder sollten auf das konzentrierte, isolierte ätherische Öl besser verzichten.

KOSMETIK:

Ein Dampfbad mit Fencheltee hilft bei trockener Gesichtshaut. Da die Poren durch den heißen Wasserdampf erweitert werden, kann die Haut die wohltuenden ätherischen Öle besonders gut aufnehmen.

ZIERWERT:

Das feine Laub und die großen Blütenstände lockern jedes Gemüsebeet auf. Es gibt auch sehr dekorative Sorten mit bronzefarbenen Blättern und Stängeln, zum Beispiel 'Giant Bronze'.

Fragaria vesca
Walderdbeere

Lebensform:

∞

Standort:

☀

Verwendung:

✕ ⚕ 🏆 ❀

Eigenschaften:

!

FAMILIE: Rosengewächse (*Rosaceae*)

HERKUNFT: Walderdbeeren, die Urformen der Monatserdbeeren (*Fragaria vesca* var. *hortensis*), findet man auf der gesamten Nordhalbkugel der Erde. In Frankreich wurden sie schon im 14. Jahrhundert angebaut, und seit dieser Zeit haben sich zahlreiche Kulturformen entwickelt. Beide sind aufgrund ihres delikaten Geschmackes und ihrer Heilwirkung sehr beliebt.

MERKMALE: Erdbeerpflanzen bilden eine grundständige Rosette mit dreizähligen, gezähnten Blättern. Diese sind reich an ätherischem Öl, Gerbstoff und Flavonen. Monatserdbeeren blühen und fruchten bis zum Herbst, die Erntezeit der Walderdbeeren liegt im Juni-Juli. Die kleinen Früchte haben einen hohen Gehalt an Vitaminen und Mineralstoffen, allem voran Vitamin C.

SORTENTIPPS: 'Rügen' und 'Alexandria' sind moderne Monatserdbeeren ohne Ranken, die den ganzen Sommer über Früchte tragen. 'Forstina' ist eine echte Walderdbeere, die zahlreiche Ausläufer bildet; 'Variegata' ist cremeweiß panaschiert.

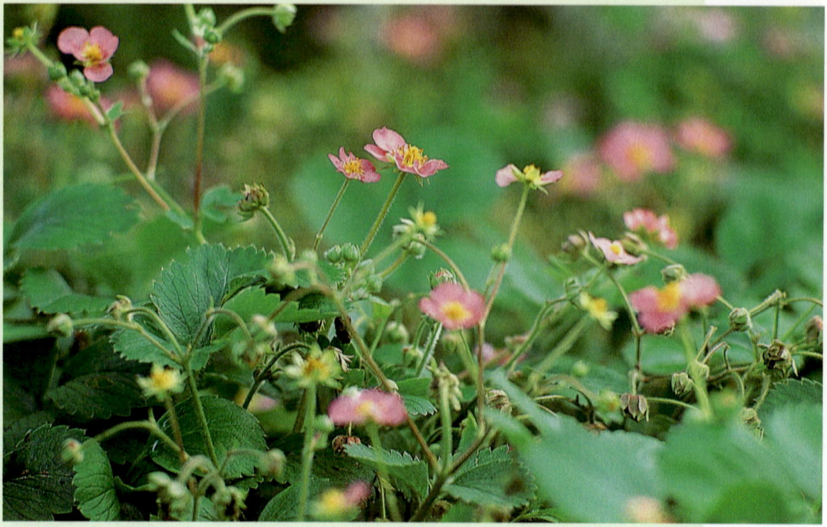

VERWANDTE ARTEN: Ziererdbeeren wie die rosa blühende Sorte 'Pink Panda' sind aus einer Kreuzung von Walderdbeere und Fingerstrauch (*Potentilla*) hervorgegangen.

STANDORT: Wald- und Monatserdbeeren bevorzugen ihrem natürlichen Standort entsprechend halbschattige Plätze auf leicht feuchten, humusreichen Böden. Unter Gehölzen gedeihen sie sehr gut, während die Früchte an vollsonnigen Standorten schnell ledrig werden.

KULTUR: Etwa ab Mitte März kann man mit der Aussaat in Saatschalen beginnen. Samen bekommt man in Gärtnereien, Gartencentern oder über den Versandhandel. Da sie sehr fein sind, werden sie nur angedrückt und nicht mit Erde abgedeckt. Die Sämlinge vereinzelt man später in kleine Töpfe und pflanzt sie ab Mitte Mai an Ort und Stelle. Neben Samen bieten manche Gärtnereien auch Jungpflanzen an. Monatserdbeeren wachsen auch im Balkonkasten gut. Wenn man verhindern möchte, dass Walderdbeeren sich durch ihre Ausläufer im Garten zu stark ausbreiten, ist die Kultur in Gefäßen sogar zu empfehlen. Die Ernte fällt übrigens umso reicher aus, wenn die ersten Blüten ausgeknipst werden.

ERNTE: Die Blätter kann man während der gesamten Vegetationsperiode pflücken, jedoch immer nur einige, damit die Pflanze im Wachstum nicht zurückbleibt. Bevor man sie verwendet, werden sie im Schatten getrocknet. Die Früchte sind vollreif am aromatischsten. Sie sind zwar klein und man muss lange pflücken, bis man genug zusammenbekommt, dafür entschädigen sie aber mit ihrem zuckersüßen Erdbeergeschmack.

DER BESONDERE TIPP

SOMMERLICHE ERDBEER-BOWLE

1 kg Monatserdbeeren mit 100 g Puderzucker und etwas Weißwein gut 30 Minuten ziehen lassen. Dann den restlichen gut gekühlten Wein (3 Flaschen) zugießen. Kurz vor dem Servieren gießt man 1 Flasche Sekt dazu, und die Feier kann beginnen.

VERWENDUNG

KRÄUTERKÜCHE:
Die Erdbeeren schmecken pur, im Rhabarberkompott, auf Kuchen, über Eis oder im Pudding. Eine Erdbeer-Bowle ist ein fruchtiges Partygetränk.

HEILWIRKUNG:
Ein Tee aus getrockneten Erdbeerblättern hilft bei Magen- und Darmbeschwerden und stärkt das Immunsystem. Als Gurgellösung lindert er entzündete Schleimhäute. Dazu werden 2 gehäufte Teelöffel mit 1/4 Liter Wasser aufgebrüht.

KOSMETIK:
Ein Gesichtswasser aus frisch gepresstem Erdbeersaft beruhigt die Haut, zum Beispiel nach einem Sonnenbrand. In diesem Fall kann man auch einfach Erdbeerscheiben auf die Haut legen. Eine cremige Maske aus Erdbeeren, etwas Sahne und Honig glättet spröde, trockene Haut. Erdbeer-Kosmetik sollte aber nur benutzt werden, wenn man nicht allergisch reagiert.

ZIERWERT:
Wald- und Monatserdbeeren sind ideal für halbschattige Gehölzränder und geben eine hübsche Wegeinfassung ab. Sie wachsen auch im Balkonkasten oder in der Blumenampel gut.

WICHTIGER HINWEIS:

Empfindliche Menschen reagieren nach dem Verzehr oder nach äußerlicher Anwendung von Erdbeeren mit juckendem Ausschlag.

Galium odoratum
Waldmeister

Lebensform:
∞

Standort:
☼ – ☀

Verwendung:
✗ ⚕ ❀

Eigenschaften:
!

FAMILIE: Röte- oder Laubkrautgewächse (*Rubiaceae*)

HERKUNFT: Waldmeister ist in fast allen Waldregionen Europas heimisch und kommt vom Iran bis nach Sibirien vor. Seit über 1000 Jahren wird er als Grundlage der traditionellen Maibowle verwendet, daher auch die Volksnamen »Maikraut« oder »Maiblume«.

MERKMALE: Die mehrjährige Staude bildet einen kriechenden Wurzelstock, aus dem im Frühjahr die bis 30 cm hohen, vierkantigen Stängel austreiben. Charakteristisch ist die Anordnung der lanzettlichen Blätter: Sie sitzen sternförmig in Etagen um die Stängel herum. Im Mai erscheinen in Trugdolden weiße, duftende Blüten. Das typische Waldmeister-Aroma ist auf den Inhaltstoff Kumarin zurückzuführen, der sich beim Welken der Pflanze und bei der Trocknung besonders kräftig entfaltet. Daneben ist die Pflanze noch reich an Vitamin C, Gerb- und Bitterstoffen.

VERWANDTE ARTEN: Der Turiner Waldmeister (*Asperula taurina*), auch Turiner Meier genannt, duftet noch intensiver als sein Verwandter, der früher auch der Gattung *Asperula* zuge-

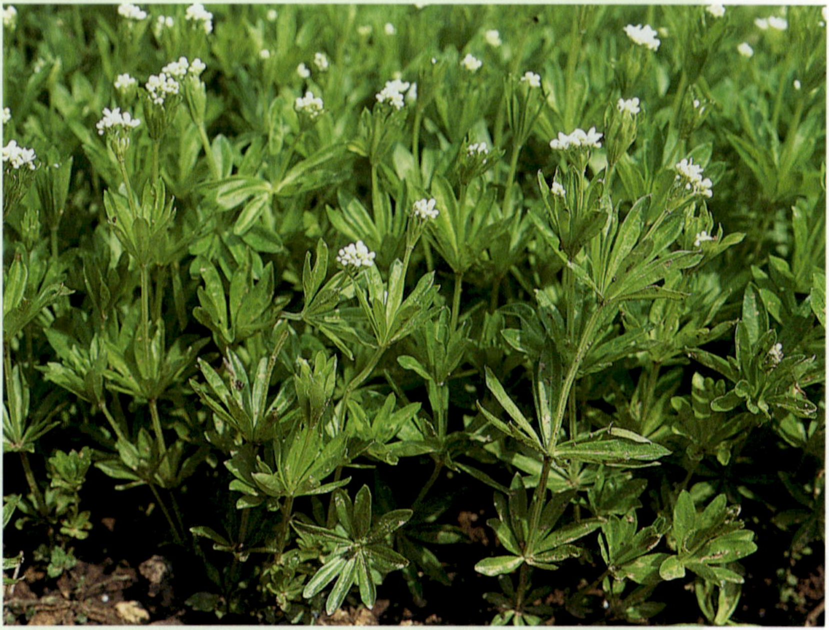

ordnet wurde. Die Blütentriebe machen aus jedem Blumensträußchen einen herrlichen Duftstrauß.

Standort: Mit dem Waldmeister hat man eine Staude, die im Halbschatten und Schatten besonders gut gedeiht. Wichtig sind lockere, feuchte, humusreiche Böden.

Kultur: Die Aussaat ist im Herbst möglich, fordert aber Geduld. Müheloser ist der Kauf von Jungpflanzen, die sich, an eine freie Stelle im Garten gepflanzt, rasch ausbreiten. Geben Sie den Pflänzchen aber zunächst etwas Zeit, bevor Sie mit der Ernte der Blätter beginnen. Bei längerer Trockenheit braucht Waldmeister zusätzliche Wassergaben.

Ernte: Das Kraut wird kurz vor der Blüte im Mai–Juni geerntet. Getrocknet ist das Aroma besonders kräftig.

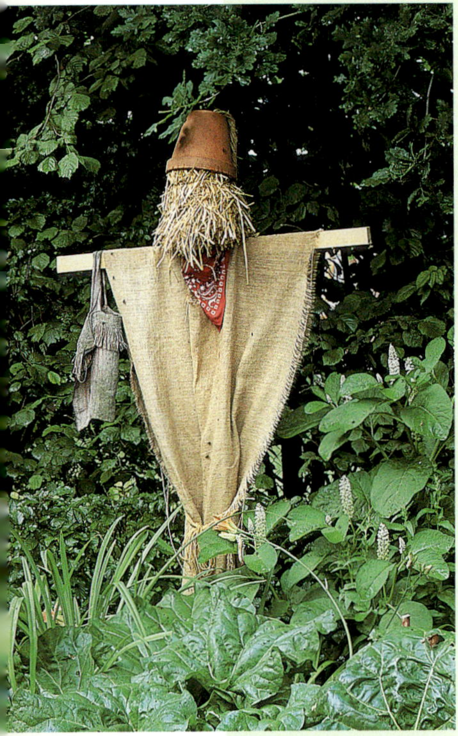

Der besondere Tipp

Waldmeister-Bowle

Die Variationsbreite des Maitrunks ist groß. Hier einige Vorschläge:
Man lässt 2 Bund Waldmeister mit 100 ml Weinbrand, 50 g Zucker, 1 Päckchen Vanillinzucker und 1 Liter Weißwein etwa 2 Stunden ziehen. Dann wird der Waldmeister entfernt und die Bowle mit 2 Litern gut gekühltem Weißwein und 1 Flasche Sekt aufgefüllt. Achten Sie darauf, dass die Stiele nicht in der Flüssigkeit mitziehen. Wer mag, kann die Bowle zusätzlich mit Pfefferminze, Pimpinelle oder anderen Kräutern seines Geschmacks ansetzen. Auch eine Mischung aus halb Rosé-, halb Weißwein ist zu empfehlen. Alkoholfreie Bowle setzen Sie mit Fruchtsaft an und füllen mit kohlesäurehaltigem Mineralwasser auf.

Verwendung

Kräuterküche:

Klassischer Verwendungszweck ist die Maibowle, aber auch die Berliner Weiße und die Götterspeise gäbe es ohne Waldmeister nicht. Das Kraut lässt sich zudem als Tee aufbrühen oder verleiht Säften, Marmeladen und Eis sein typisches Aroma. Tipp: Zum Aromatisieren von Getränken lässt man 1 Bund Waldmeisterkraut einfach einige Stunden in der Flüssigkeit ziehen.

Heilwirkung:

Der Tee aus getrockneten Blättern hilft bei Nervosität und Schlafstörungen. Gleichzeitig wirkt er blutreinigend. Duftsäckchen im Kleiderschrank sollen Motten vertreiben, ins Kopfkissen eingenäht war er in früheren Zeiten ein gutes Schlafmittel.

Wichtiger Hinweis:

Wegen des hohen Kumaringehaltes sollte man Waldmeister vorsichtig dosieren. Es kann sonst zu Übelkeit und Kopfschmerzen kommen.

Zierwert:

Waldmeister ist ein dekorativer, zart blühender Bodendecker, der selbst noch unter Bäumen wächst. Deshalb passen schattenverträgliche Farne und Gräser besonders gut zu ihm. Er eignet sich auch hervorragend als Einfassungspflanze. Sein starker Ausbreitungsdrang sollte besonders in kleineren Gärten in Schach gehalten werden. Auf der anderen Seite kann Waldmeister durch seine Wurzelausscheidungen Unkräuter verdrängen.

Gentiana lutea
Enzian

Lebensform:
∞

Standort:
☼ – ◑

Verwendung:
✕ ⚕ ❀

Eigenschaften:
!

FAMILIE: Enziangewächse (*Gentianaceae*)

HERKUNFT: Das Verbreitungsgebiet des Gelben Enzians liegt schwerpunktmäßig in den Gebirgsregionen Süd- und Mitteleuropas. Dort wächst er auf Bergwiesen und Almen, aber auch auf felsigen Hängen mit kalkhaltigem Untergrund. Zur industriellen Verarbeitung der Wurzeln zu Enzianschnaps wird die Art großflächig angebaut.

MERKMALE: Die Staude gehört zu den höheren Enzian-Arten, die auf kalkhaltigem Boden wachsen. Mit ihren kräftigen Stängeln, auf denen im Sommer gelbe Blütenähren thronen, wird sie bis 1,30 m hoch. Die kräftigen Wurzeln enthalten zahlreiche verdauungsfördernde Bitter- und Gerbstoffe, die die Grundlage des bekannten Enzianschnapses und medizinisch wirksamer Tinkturen bilden.

VERWANDTE ARTEN: Die Wurzelextrakte des Tibetischen Enzians (*Gentiana tibetica*) werden in der traditionellen Chinesischen Medizin bei Erkrankungen der Leber eingesetzt. Über Spezialfirmen ist auch hier Saatgut erhältlich. Der äußerst trockenheitsverträgliche Kreuzenzian (*G. cruciata*), der seinen

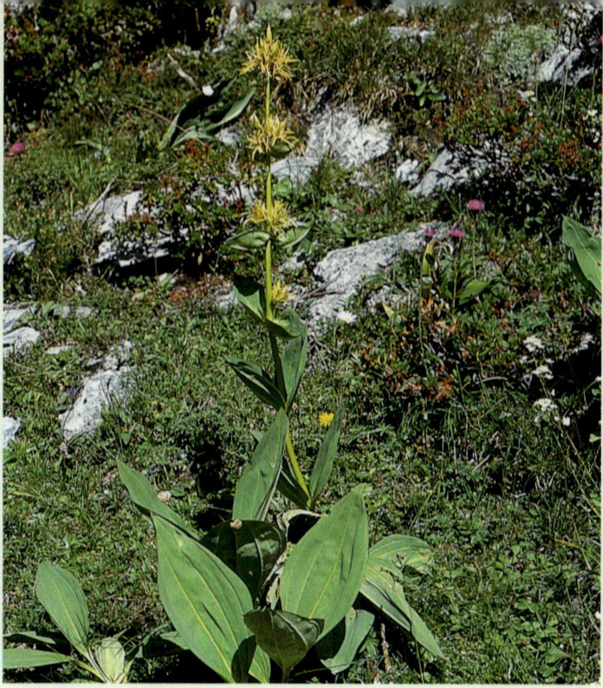

Namen den kreuzartig angeordeten Blättern verdankt, gilt heute als Liebhaberpflanze für den Steingarten. In früheren Zeiten wurde ihm die Eigenschaft zugesprochen, Seuchen abzuwehren. Von hohem Zierwert, für Küche und Medizin jedoch weniger interessant, sind die niedrigen, blau blühenden Arten wie der Schwalbenwurz-Enzian (*G. asclepiadea*).

STANDORT: Die Wildstaude braucht einen sonnigen Standort und einen nährstoffreichen, tiefgründigen Boden.

KULTUR: Sie können Jungpflanzen kaufen oder die Staude im späten Winter in kleine Töpfe aussäen und im Frühjahr auspflanzen. Wenn Sie im Herbst direkt an Ort und Stelle aussäen, müssen die Samen gut abgedeckt werden. Zu beachten ist auf jeden Fall, dass die Samen zur Keimung eine Kälteperiode benötigen. Wenn Sie die Wurzeln ernten und verarbeiten möchten, brauchen Sie Geduld. Denn bis es soweit ist, rechnet man im Schnitt 5 Jahre. Denken Sie auch daran, den Bestand rechtzeitig aufzustocken. Zum Glück enthalten aber auch alle anderen Pflanzenteile die wertvollen Bitterstoffe.

ERNTE: Die Blätter können während der Wachstumszeit laufend gepflückt werden, die Wurzeln werden von September bis April geerntet. Beide werden getrocknet verwendet.

DER BESONDERE TIPP

ENZIANTEE STÄRKT HERZ UND KREISLAUF

1 Teelöffel getrocknete und zerkleinerte Enzianwurzel wird mit 1/4 Liter kochendem Wasser übergossen. Der Tee muss 5 Minuten ziehen und wird dann abgeseiht. Es wird empfohlen, ihn lauwarm vor den Mahlzeiten zu trinken.

ENZIANTEE BEI SODBRENNEN

Pro Tasse rechnet man 1 Teelöffel Enziankraut. Der Tee sollte 10 Minuten abgedeckt ziehen, wird dann abgeseiht und lauwarm getrunken. 2–3 Tassen täglich mindern Sodbrennen deutlich.

Verwendung

Kräuterküche:

Die Wurzeln werden zum Ansetzen von verdauungsfördernden Kräutergeistern und Magenbittern genutzt.

Heilwirkung:

Die getrockneten Wurzeln und Blätter werden als Tee, Kaltauszug oder Tinktur aufbereitet. Die Bitterstoffe fördern die Ausscheidung von Magensaft und wirken dadurch appetitanregend und verdauungsfördernd. Die Wurzel ist zudem wichtiger Bestandteil der Schwedenkräuter-Mischung. Enzian wirkt im Allgemeinen kräftigend und war früher als wirksames Wurmmittel bei Mensch und Tier bekannt.

Zierwert:

Mit seinen leuchtend gelben Blütenähren bietet sich der Gelbe Enzian hervorragend für Wildstaudenbeete an. Selbst im lichten Schatten von Gehölzen wächst er noch gut und wird auch dort gern von Nektar sammelnden Insekten aufgesucht.

Wichtiger Hinweis:

Wegen des hohen Gehaltes an Bitterstoffen, die die Magen- und Darmtätigkeit kräftig anregen, sollten Frauen während der Schwangerschaft und Stillzeit auf Enziantee verzichten. Patienten mit Magen- und Darmgeschwüren vertragen Enzianpräparate ebenfalls nicht gut.

Helichrysum italicum
Currykraut

Lebensform:
∞

Standort:
☼

Verwendung:
✕ 🅰 ❀

FAMILIE: Korbblütler (*Asteraceae*)

HERKUNFT: Das »Italienische Sonnengold«, auch als Italienische Strohblume bekannt, ist im südwestlichen Europa zu Hause. Mit seinem Curryaroma erfreut es sich in der letzten Zeit wachsender Beliebtheit in der Küche.

MERKMALE: Das Currykraut, ein Verwandter der bekannten Garten-Strohblume, wächst an seinem Heimatstandort als immergrüner Halbstrauch. Es wird 40–50 cm hoch und die Triebe verholzen im zweiten Jahr. Typisch sind die nadelartigen, silbergrauen Blätter, die reichlich ätherisches Öl enthalten. Im Sommer schmücken kleine, gelbe Blütenköpfchen die Pflanze, die an einem geeigneten Standort im Winter sogar Temperaturen bis minus 10 °C verträgt.

SORTENTIPP: Die weißblättrige Sorte 'Weißes Wunder', auch als Schnee-Currykraut bezeichnet, wird ebenfalls zum Würzen von Reis, Geflügel- und Fischgerichten verwendet.

VERWANDTE ARTEN: *Helichrysum italicum* subsp. *serotinum*, eine Unterart des herkömmlichen Currykrauts, wächst

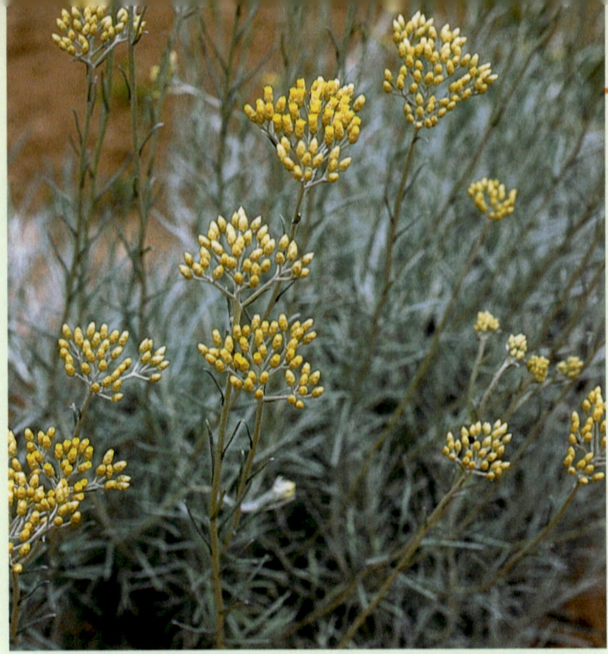

kompakter mit kleineren Blättern. Es ist auch als »Zwerg-Currykraut« im Handel. *H. stoechas* hat lavendelähnliche Blätter, die früher als schleimlösender Hustentee aufgekocht wurden. Ein Tee aus den Blättern und Blüten von *H. arenarium*, der Sand-Strohblume, beruhigt und stärkt den Magen. Currykraut ist nicht identisch mit dem aus Südostasien stammenden Curryblatt (*Murraya koenigii*). Die Blätter des Currybaums werden ebenfalls für Currygerichte verwendet. In Spezialgeschäften sind sie unter der Bezeichnung »Curry-Leaves« oder »Neem-Leaves« erhältlich.

STANDORT: Wie alle Strohblumen mag auch das Currykraut sonnige Plätze mit trockenen Böden. Zum einen bildet sich nur dort die typisch silbergraue Blattfärbung aus, zum anderen ist der Strauch an trockenen Standorten frostresistenter.

KULTUR: Currykraut kann man mittlerweile im gut sortierten Gartenfachhandel kaufen. Damit es buschig wächst, wird es nach der Blüte zurückgeschnitten. Dann kann man selbst Kopfstecklinge vermehren, wobei drei Stecklinge in einem 12-cm-Topf einen dichten Strauch ergeben. Die Jungpflanzen werden zur besseren Verzweigung nach dem Anwurzeln entspitzt. Auch während der Wachstumszeit sollte der Dünger nicht zu stickstoffreich sein, sonst vergrünen die Pflanzen leicht.

ERNTE: Die Zweige können laufend frisch geerntet und mitgekocht werden. Man gibt sie etwa 10 Minuten vor Ende der Garzeit dem Gericht zu und entfernt sie vor dem Servieren wieder.

DER BESONDERE TIPP

DIESE MISCHUNG HILFT BEI INNERER UNRUHE

Eine Mischung aus je 1 ml Zitronenöl, Mandarinenöl und Strohblumenöl (*Helichrysum italicum*) wirkt innerlich eingenommen beruhigend. Auf die Haut aufgetragen, glättet sie Falten und Narben. Wenn die Mixtur bei Verstauchungen und Prellungen sofort eingerieben wird, verhindert sie das Anschwellen des betroffenen Körperteils. Die Zutaten bekommen Sie in der Apotheke oder im Spezialgeschäft.

Verwendung

Kräuterküche:

Die Blätter mit dem milden Curryaroma würzen Suppen und Soßen, Gemüse-, Reis- und Fleischgerichte. Man kann ganze Zweige kurz mitkochen und sie dann wieder herausnehemen. Oder man zerstößt das Kraut mit Rosmarin, Salbei und Thymian im Mörser und streicht es, mit Öl geschmeidig gemacht und mit Pfeffer und Salz gewürzt, auf Fischfilets, die in Alufolie gepackt gegrillt werden. Currykraut befindet sich auch in zahlreichen Gewürzmischungen.

Heilwirkung:

Ein Tee aus Currykraut lindert Bauchschmerzen und hilft bei Atemwegserkrankungen. Einreiben von Öl lindert Schmerzen bei Verstauchungen, gleichzeitig glättet es die Haut.

Zierwert:

Mit seinen silbergrauen Zweigen ist das Currykraut eine hübsche Blattschmuckpflanze. Es ergänzt das Pflanzenangebot für herbstliche Schalen und Balkonkästen, die Blütenstände sind auch für Trockensträuße und -gestecke geeignet. Mit »Zwerg-Currykraut« lassen sich Beete einfassen und Wege säumen.

Hypericum perforatum
Johanniskraut

Lebensform:
∞

Standort:
☼

Verwendung:
⚕ 🏆 ❀

Eigenschaften:
!

FAMILIE: Johanniskraut- oder Hartheugewächse (*Clusiaceae*)

HERKUNFT: Johanniskraut kommt von Europa bis nach Nordafrika und Westasien natürlich vor. Seine wohltuende Wirkung auf Seele und Körper sind schon lange bekannt. Früher galt das Kraut sogar als Schutz vor Krankheiten und bösen Mächten.

MERKMALE: Die reich verzweigte Staude, auch Tüpfel-Hartheu oder Tüpfel-Johanniskraut genannt, kann bis zu 1 m hoch werden. Charakteristisch sind die ölhaltigen Blätter, die – wenn man sie gegen das Licht hält – wegen der winzigen »Ölbehälter« wie durchlöchert wirken. Eine wahre Zierde sind die goldgelb leuchtenden Blüten im Hochsommer, die zudem einen roten Farbstoff enthalten. Blätter und Blüten enthalten den Wirkstoff Hyperizin, der für die antidepressive Wirkung verantwortlich ist, außerdem wertvolles ätherisches Öl, Gerbstoffe und antioxidative Flavonoide.

VERWANDTE ARTEN: Mannsblut (*Hypericum androsaemum*) hat die gleiche medizinische Wirkung wie Johanniskraut,

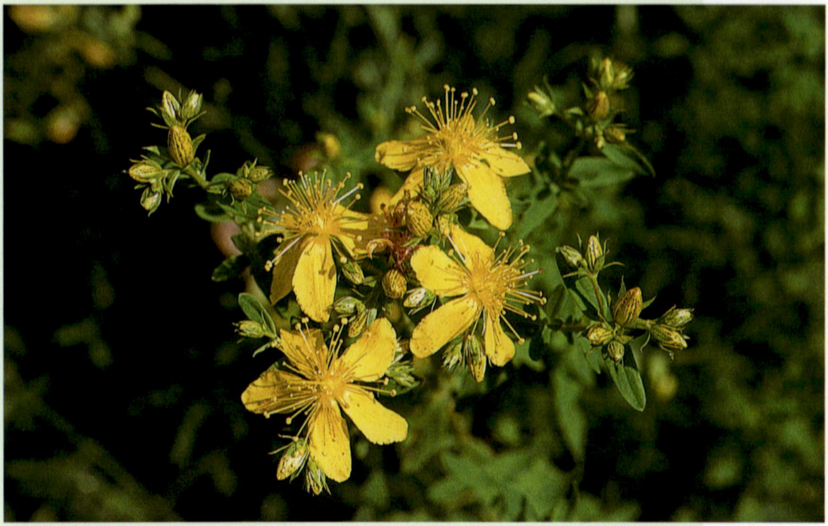

zeigt aber zudem eine attraktive rote Herbstfärbung. Die orangeroten Früchte sind beliebtes Beiwerk für Sträuße. Das Großblütige Johanniskraut (*H. calycinum*) ist ein reich blühender Bodendecker.

STANDORT: Zur Bildung der wichtigen Inhaltsstoffe ist ein sonniger, warmer Standort Voraussetzung. Der Boden sollte gut durchlässig und eher zu trocken als zu feucht sein. Bei einem zu hohen Kalkgehalt vergilben die Blätter, da wichtige Spurenelemente festgelegt werden.

KULTUR: Johanniskraut bekommen Sie als Jungpflanze oder Samen. Die Kaltkeimer werden im Winter im Haus ausgesät, am besten gleich in kleine Töpfe, damit man sich das Vereinzeln erspart. Im späten Frühjahr kommen sie dann an Ort und Stelle. Pflanzen Sie aber nicht zu eng, 25 x 25 cm Abstand sind zu empfehlen. Jetzt wird auch organischer Dünger oder Kompost zugegeben. Denken Sie daran, genug Pflanzen heranzuziehen, die Sie von Jahr zu Jahr abwechselnd beernten können. Ältere Pflanzen lassen sich gut teilen, dabei können Sie auch Kopfstecklinge vermehren.

Ernte: Die Triebe werden bei Vollblüte geschnitten und in Bündeln zum Trocknen aufgehängt. Blüten und Blätter lassen sich in Öl eingelegt gut konservieren.

Der besondere Tipp

Johanniskraut-Tinktur

10 g frische Blüten in einem Mörser zerstoßen und anschließend mit 50 ml 70-prozentigem Alkohol aufgießen. Die Mixtur muss gut 10 Tage ziehen, bevor die Flüssigkeit abgefiltert und in dunkle Flaschen gefüllt wird. Täglich 10–15 Tropfen auf 1 Esslöffel Wasser über mindestens 2 Monate eingenommen helfen bei Nervosität, Erschöpfungszuständen und psychischen Verstimmungen. Bei Blutergüssen und Verstauchungen kann man die Tinktur äußerlich auftragen und einreiben, wegen des Alkohols jedoch nicht auf offene Wunden. Genauso gut wirkt Johanniskrautöl. Dafür etwa 125 g zerstoßene Blüten 6 Wochen in Olivenöl an einen sonnigen Platz stellen und täglich durchschütteln. Wenn es sich rot färbt, wird das Öl abgeseiht und in dunkle Flaschen umgefüllt. Täglich 1 Esslöffel über 4–6 Wochen eingenommen stärkt die Psyche und Leistungskraft.

Verwendung

Heilwirkung:

Das Kraut hilft, als Tee über mehrere Wochen getrunken, bei nervösen Beschwerden und depressiven Verstimmungen. Auf 1 Tasse rechnet man 2 Teelöffel getrocknete Blätter und Blüten. Johanniskraut stärkt zudem den Kreislauf und regt die Verdauung an. Äußerlich aufgetragen lindert es Verstauchungen und Blutergüsse.

Kosmetik:

Wegen seiner antiseptischen und entzündungshemmenden Eigenschaften wird Johanniskrautöl gern als Bade- oder Waschzusatz genommen. Es macht die Haut geschmeidig weich und hilft auch bei unreiner Haut. Aus den Blütentrieben wird ein natürlicher, gelb bis orangefarbener Farbstoff gewonnen.

Zierwert:

Johanniskraut ist mit seinen leuchtend gelben Blüten im Hochsommer eine wahre Pracht. Die Zierformen sind jedoch nicht medizinisch wirksam.

Wichtiger Hinweis:

Der Wirkstoff Hyperizin bewirkt, dass die Haut lichtempfindlich wird. Deshalb sollten Sie sich während dieser Zeit keiner direkten Sonnenbestrahlung aussetzen und kein Solarium aufsuchen. Auch der Kontakt mit der Pflanze an sonnigen Tagen kann bei empfindlichen Personen Hautreizungen hervorrufen.

Hyssopus officinalis
Ysop

Lebensform:
∞

Standort:
☼

Verwendung:
✕ ⚕ 🏆 ❀

FAMILIE: Lippenblütler (*Lamiaceae*)

HERKUNFT: Ysop ist Südeuropa und weiten Teilen Asiens heimisch. Wegen seiner antiseptischen Wirkung wurde das Kraut schon in der Antike zur Körperreinigung genutzt. Auch im Alten Testament wurde seine desinfizierende Wirkung bereits erwähnt. Mönche brachten ihn in unsere Breiten, wo er sich rasch in den Bauern- und Klostergärten etablierte. Das aromatische Kraut diente auch dazu, frischen Duft in die Zimmer zu bringen.

MERKMALE: Die wintergrüne Pflanze wächst strauchartig 30–60 cm hoch. Ihre schmal lanzettlichen Blätter sitzen quirlartig um den Trieb und enthalten zahlreiche Öldrüsen. Den ganzen Sommer über lockt Ysop mit seinen honigartig duftenden Lippenblüten, die in dichten Scheinähren sitzen, Bienen und Hummeln an. Daher stammt auch sein volkstümlicher Name »Bienenkraut«. Ätherische Öle, Gerb- und Bitterstoffe machen die Pflanze so wertvoll.

SORTENTIPPS: Neben der blauvioletten Art blüht 'Rosea' in Rosa und 'Alba' in Weiß.

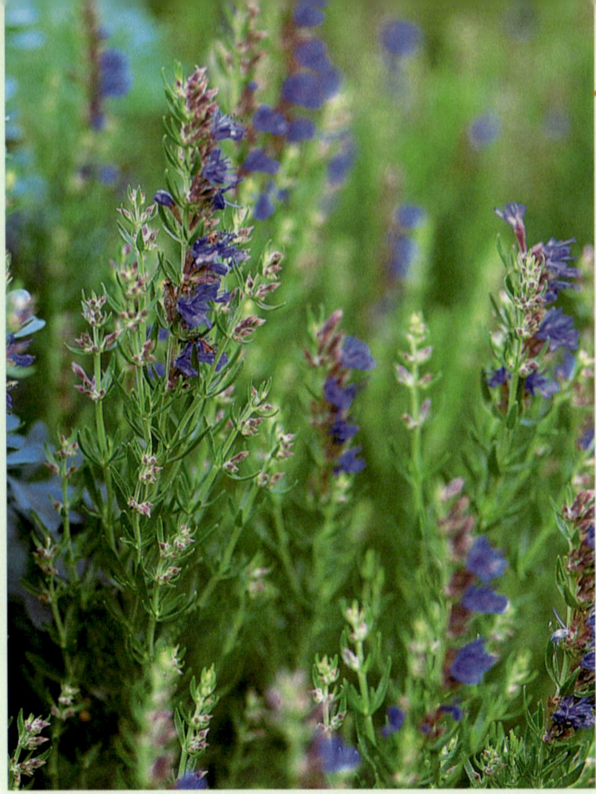

STANDORT: Ysop mag sonnige Plätze mit trockenen, lockeren und kalkhaltigen Böden, die wegen der langen Wurzeln auch tiefgründig sein sollten.

KULTUR: Da in der Regel eine oder zwei Pflanzen für den Privatgebrauch ausreichen, kaufen Sie am besten im Frühjahr Jungpflanzen. Wenn die Pflanzen größer sind, kann man sie auch teilen oder Stecklinge schneiden. Bei eigener Anzucht wird im zeitigen Frühjahr im Haus ausgesät und vereinzelt, im Mai kann mit einem Abstand von 25 x 30 cm ausgepflanzt werden. Ysop wächst übrigens auch im Kübel gut. Er verträgt Trockenheit und sollte in sehr kalten Wintern vor Frost geschützt werden. Im Frühjahr schneidet man vertrocknete Stellen heraus oder bei Bedarf die Pflanze ganz zurück. Ansonsten ist er sehr pflegeleicht.

Ernte: Blätter und junge, weiche Triebspitzen können ständig frisch gepflückt und den Speisen zugegeben werden. Wer den bitteren Geschmack nicht kennt, sollte zunächst sparsam mit Ysop würzen. Blühende Triebe lassen sich auch trocknen und sollten dann gut verschlossen aufbewahrt werden. Sie haben kurz vor der Blüte das meiste Aroma.

Der besondere Tipp

Farbe und Duft im Staudenbeet

Ysop wirkt in Gruppen mit unterschiedlichen Blütenfarben besonders dekorativ. Aus kompakten Sorten wie 'Roseus' lassen sich auch Einfassungen oder kleine Dufthecken anpflanzen. Ansonsten passt die Pflanze sehr schön in Staudenbeete oder zu Rosen.

VERWENDUNG

KRÄUTERKÜCHE:

Das frische Kraut würzt Salate, Soßen, Fleisch- und Fischgerichte. Fette Speisen werden sogar bekömmlicher. Mit Ysop lässt sich ein schmackhafter Kräuterquark ebenso herstellen wie aromatisches Kräuteröl. Und auch bei Kräuterlikören ist er unverzichtbarer Bestandteil.

HEILWIRKUNG:

Ysop ist wegen der desinfizierenden Wirkung seiner ätherischen Öle bekannt. Er stärkt den Magen, fördert die Verdauung und stimuliert ganz allgemein die Abwehrkräfte des Körpers. Wegen seiner schleimlösenden Eigenschaften ist Ysoptee ein beliebtes Hausmittel gegen Husten. Eine Gurgellösung hilft bei Halsschmerzen. Für einen Teeaufguss 2 Teelöffel Kraut mit 1/4 Liter Wasser aufkochen und 5 Minuten ziehen lassen.

KOSMETIK:

Auch zur Herstellung von Parfums und Duftpotpourris wird Ysop gerne verwendet.

ZIERWERT:

Die zarten Blüten sind nicht nur hübsch anzusehen, sie locken zudem zahlreich Bienen und Hummeln an. In Gegenden mit milden Wintern kann man ihn als duftende Hecke oder Beeteinfassung pflanzen.

Inula helenium
Alant

Lebensform:
∞

Standort:
☼ – ◐

Verwendung:
✕ 𝔄 🏆 ❀

Eigenschaften:
!

FAMILIE: Korbblütler (*Asteraceae)*

HERKUNFT: Von Zentralasien gelangte die Pflanze in den Mittelmeerraum, wo sie schon von den alten Griechen und Römern als Heil- und Färberpflanze geschätzt wurde. Über die Kreuzzüge kam sie dann in nördliche Breiten und fand rasch Einzug in die dörflichen Bauerngärten. Heute findet man sie verwildert auf Feuchtwiesen, in der Nähe von Gräben oder am Wegesrand.

MERKMALE: Die imposante Staude kann eine Höhe von 2 m erreichen. Sie besitzt spitz eiförmige Blätter, die bis 50 cm lang werden. Im Sommer leuchten die großen, gelben Korbblüten. Medizinische Verwendung finden die kräftigen, rübenähnlichen Wurzeln, die reich an ätherischem Öl mit Alantkampfer, Inulin, Saponin sowie Harzen und Bitterstoffen sind.

VERWANDTE ARTEN: Der Schwertblättrige Alant (*Iunula ensifolia*), wegen seiner Höhe von 20 cm auch Zwergalant genannt, ist ohne medizinische Wirkung. Mit seinem unermüdlichen Blütenreichtum ist er jedoch eine beliebte Gartenstaude und Bienenweide. Er passt sehr gut in den Steingarten.

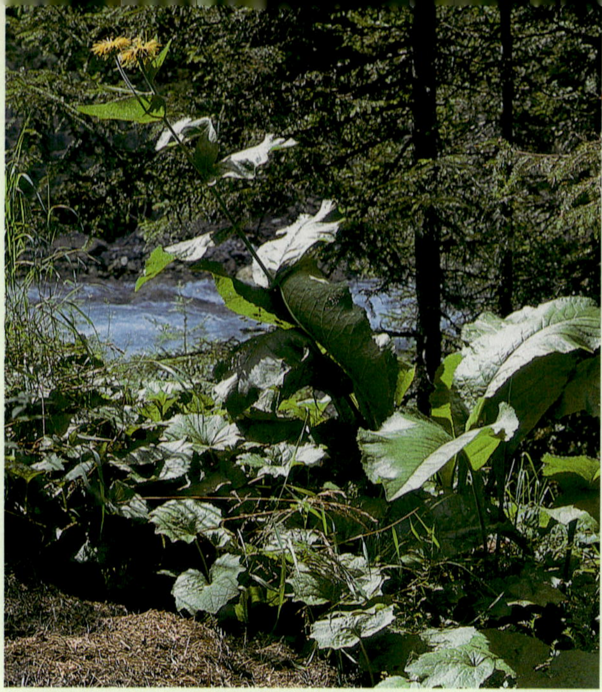

STANDORT: Alant verträgt Sonne und Halbschatten, der Wurzelbereich liegt bevorzugt in beschatteten Bereichen. Wichtig sind nährstoffreiche, tiefgründige und möglichst lehmhaltige Böden, in denen die Staude guten Halt findet. Der Boden sollte leicht feucht sein, aber keine stauende Nässe aufweisen.

KULTUR: Sie können Jungpflanzen kaufen oder ab April direkt ins Freiland aussäen. Die Sämlinge müssen dann später auf einen Mindestabtand von 60 cm vereinzelt werden. Größere Horste lassen sich nach der Blüte gut teilen. Wenn Sie ganze Wurzelstöcke ernten und als Heildroge verwenden, empfiehlt es sich, den Bestand jährlich aufzustocken.

ERNTE: Im Herbst wird der Wurzelstock ausgewachsener Pflanzen vorsichtig freigelegt. In der Regel wird nicht der ganze Wurzelstock geerntet, sondern nur einzelne Wurzeln. Dies sollte behutsam geschehen, damit die Pflanze sich rasch wieder erholen kann. Nach dem Ausgraben werden die Wurzeln unter fließendem Wasser gesäubert, trocken gerieben und in Stücke geschnitten. Zum Trocknen kann man sie an Zwirnfäden aufhängen oder bei geringer Hitze in den Backofen legen. 40 °C sollten möglichst nicht überschritten werden, damit sich die ätherischen Öle nicht verflüchtigen. Getrocknete Wurzelstücke können als Tee aufgebrüht oder als Alkoholauszug verwendet werden.

DER BESONDERE TIPP

GESICHTSWASSER UND HAARSPÜLUNG IN EINEM

2 Esslöffel zerkleinerte Alantwurzel werden 10 Minuten in 1/4 Liter Wasser gekocht und nach 1 Stunde abgeseiht. Unreine Haut beruhigt sich, wenn sie mehrmals täglich mit der entzündungshemmenden Lösung abgetupft wird. Den Aufguss können Sie auch direkt nach dem Abkühlen filtern und als Haarspülung bei trockenem und strapaziertem, jedoch nicht bei blondem Haar verwenden.

VERWENDUNG

KRÄUTERKÜCHE:
Die getrocknete Wurzel wird zum Aromatisieren von Süßspeisen und Magenbittern genutzt. Wegen des bitteren, harzigen Geschmacks wird sie nur in geringen Mengen verwendet. Für 1/4 Liter Tee rechnet man 1 gehäuften Teelöffel Alantwurzel.

HEILWIRKUNG:
Alant ist wegen seiner antiseptischen und magenstärkenden Eigenschaften eine beliebte Heilpflanze. Die schleimlösenden Inhaltsstoffe helfen bei Husten, Bronchitis und Asthma. Die Wurzeln enthalten zudem den Wirkstoff Inulin, einen unverzichtbaren Bestandteil von Diabetikernahrung. Industriell wird Alant bei der Herstellung von Bitterlikören, Hustenmitteln und Magentonika verarbeitet.

KOSMETIK:
Der Wurzelabsud wird bei Ekzemen und Ausschlag dem Waschwasser beigegeben und beruhigt die entzündeten Hautstellen.

ZIERWERT:
Der imposante Alant ist ein idealer Hintergrund im Staudenbeet. In großen Gärten wirken Gruppen sehr schön, in kleineren ist eine Einzelpflanze sehr dekorativ.

WICHTIGER HINWEIS:

Zu hohe Mengen können zu Übelkeit und Erbrechen führen. Trinken Sie daher nicht mehr als 2–4 Tassen Tee täglich bzw. halten Sie die Dosierungsempfehlungen ein.

Laurus nobilis
Lorbeer

Lebensform:
∞

Standort:
☼ – ◐

Verwendung:
✕ ⚕ ❀

Eigenschaften:
!

FAMILIE: Lorbeergewächse (*Lauraceae*)

HERKUNFT: Ursprünglich in Vorderasien heimisch, hat sich Lorbeer rasch im gesamten Mittelmeergebiet verbreitet. An einigen Stellen der Erde, wie auf den Kanarischen Inseln, gibt es heute noch ganze Lorbeerwälder. Bereits in der Antike galten Lorbeerkränze als höchste Anerkennung für große Leistungen, sei es für Sieger der Olympischen Spiele, erfolgreiche Feldherren oder begnadete Dichter. Vor diesem Hintergrund ist auch die Redensart »sich die Lorbeeren verdienen« zu sehen.

MERKMALE: Der immergrüne Strauch kann am Heimatstandort zu einem 10 m hohen Baum heranwachsen. Da er nicht frosthart ist, wird er in unseren Breiten meist als Kübelpflanze gezogen und bleibt so wesentlich kleiner. Die kleinen, weißen Blüten, aus denen sich schwarze Beeren entwickeln, bilden sich in den Blattachseln. Da Lorbeer zweihäusig ist, braucht man zur Befruchtung eine männliche und eine weibliche Pflanze. Deshalb blüht er in Kultur meist selten. Die ledrig glänzenden, am Rand gewellten Blätter duften aromatisch, denn sie enthalten neben Gerb- und Bitterstoffen vor allem ätherisches Öl.

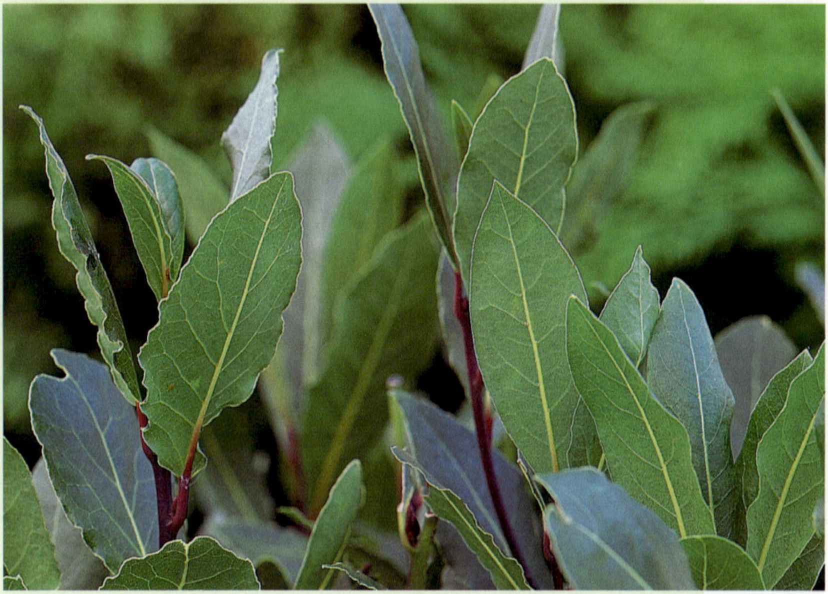

STANDORT: Lorbeer kann sonnig bis halbschattig stehen. Er bevorzugt einen windgeschützten Platz und braucht humose, nährstoffreiche Erde.

KULTUR: Sie können Lorbeer das ganze Jahr über selbst aus Stecklingen vermehren oder sich zunächst eine Pflanze kaufen. Weil sie meist im Kübel gezogen wird, ist eine regelmäßige Wasser- und Nährstoffversorgung vor allem im Sommer wichtig. Dabei wird kurzzeitig trockenes Substrat eher toleriert als ständig nasses. Lorbeer muss frostfrei und hell, bei etwa 1–5 °C überwintern. Besonders gefährlich sind Spätfroste, die die zarten

Austriebe zerstören. Er lässt sich als Hochstamm ziehen und in jede beliebige Form, zum Beispiel in eine Pyramide, schneiden. Der beste Zeitpunkt für einen Rückschnitt ist das Frühjahr.

Ernte: Wenn man Lorbeer als Kübelpflanze hält, kann man das ganze Jahr über Blätter ernten. Dabei sind zweijährige wesentlich aromatischer als junge, hellgrüne Blätter. Machen Sie ruhig eine Duftprobe. Man kann sie auch im Schatten trocknen, dann verlieren sie aber an Aroma.

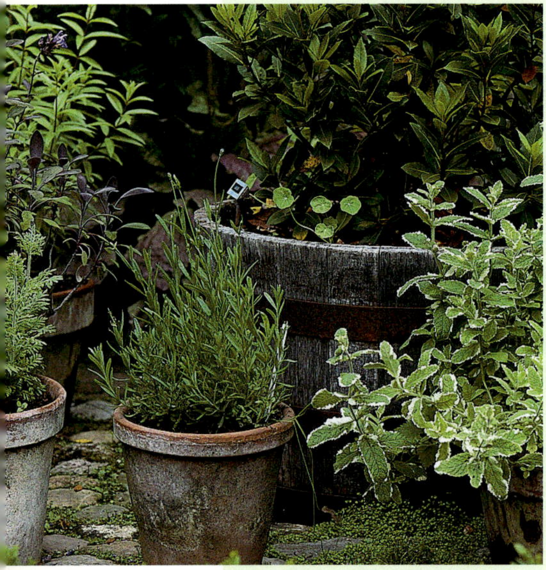

Der besondere Tipp

Lorbeeressig

1 gewaschenen Lorbeerzweig mit etwa 10–15 Blättern wird zusammen mit 1 Teelöffel Fenchelsamen in eine saubere, gut verschließbare Glasflasche gefüllt (Inhalt 3/4 bis 1 Liter). Dann mit Apfelessig auffüllen, bis die Blätter vollständig bedeckt sind. Das ist wichtig, damit kein Schimmel entsteht. Die Flasche fest verschließen und an einen dunklen, kühlen Platz stellen, wo der Essig 2 Wochen ziehen muss.

VERWENDUNG

KRÄUTERKÜCHE:
Lorbeerblätter würzen Suppen, Soßen, Eintöpfe, Fisch- und Fleischgerichte. Die Blätter werden ohne Stiel und unzerkleinert beim Kochen zugegeben und vor dem Anrichten wieder entfernt. Eingelegten Oliven oder Käse verleiht er ebenfalls einen besonderen Geschmack.

HEILWIRKUNG:
Lorbeeröl wird bei Verstauchungen und Prellungen auf die entsprechenden Stellen aufgetragen, eingerieben und lindert rasch die Beschwerden. Aus den Früchten werden Rheumasalben hergestellt.

ZIERWERT:
Die immergrüne Kübelpflanze zaubert im Nu mediterranes Flair an jeden Ort, sei es auf dem Balkon, der Terrasse oder im Wintergarten. Zusammen mit anderen Kräutern der Mittelmeerländer, zum Beispiel Rosmarin, Myrte, Lavendel oder Oregano, kann man einen hübschen Kräutergarten mit südlichem Charme arrangieren. Dazu gehört natürlich, dass die Pflanzen in rustikalen Terrakotta- oder Steinguttöpfen stehen.

WICHTIGER HINWEIS:

Äußerlich aufgetragenes Lorbeeröl sowie die Blätter als Gewürz können Allergien auslösen. In zu großen Mengen aufgenommen wirkt Lorbeer narkotisierend und kann Bewusstseinsstörungen hervorrufen. Das kann schnell passieren, wenn man viel Lorbeertee trinkt.

Lavandula angustifolia
Lavendel

Lebensform:
∞

Standort:
☼

Verwendung:
✕ ℌ ♕ ❀

Eigenschaften:
!

FAMILIE: Lippenblütler (*Lamiaceae*)

HERKUNFT: Der Echte Lavendel ist ein typischer Bewohner der Mittelmeerländer und kann auf eine lange Geschichte zurückblicken. Schon bei den Römern war er als Badezusatz bekannt oder wurde gegen Kopfweh eingesetzt. Um die Raumluft zu verbessern, streute man die Blüten einfach auf den Fußboden. Heute wird Lavendel vor allem in der Provence großflächig angebaut und industriell für die Parfum- und Seifenproduktion verarbeitet.

MERKMALE: Der Halbstrauch, auch als Echter Speik bekannt, wächst je nach Sorte 40–60 cm hoch mit schmalen, silbergrau behaarten, aromatischen Blättern. Ab Juli erscheinen die duftenden Blüten an lang gestielten Ähren. Die Pflanze ist reich an ätherischem Öl, Saponinen sowie Gerb- und Bitterstoffen.

SORTENTIPPS: 'Hidcote Blue' bleibt mit 30 cm sehr niedrig. Die intensiv duftende Sorte blüht früh in kräftigem Violettblau. Das Pendant 'Hidcote Pink' bildet wie 'Loddon Pink' rosafarbene Blüten. 'Grappenhall' und 'Munstead' blühen blau, 'Nana Alba' weiß.

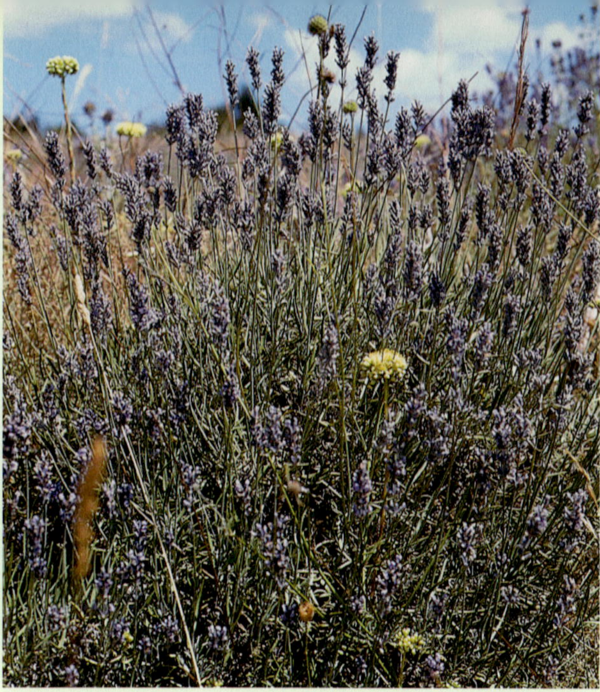

VERWANDTE ARTEN: Der typische französische Duft-Lavendel (*Lavandula* x *intermedia*) ist eine Kreuzung aus *L. angustifolia* und *L. latifolia*. Es ist diese Art, die auf großen Feldern in der Provence angebaut, zur Blütezeit atemberaubende Anblicke bietet. Sehr populär sind die süßlich duftenden, violett-blauen Sorten 'Dutch', 'Blue Dwarf' und 'Grosso'.

STANDORT: Zur Ausbildung des vollen Aromas braucht Lavendel viel Sonne und einen windgeschützten Platz. Der Boden sollte kalkhaltig und gut dräniert, eher trocken als zu feucht sein.

Kultur: Sie können Lavendel im Frühjahr aussäen, im Haus vorkultivieren und ab Mai in den Garten pflanzen. Der Abstand sollte 50 x 50 cm betragen. Einfacher und schneller ist es, Jungpflanzen zu kaufen. Auf dem Wochenmarkt, in Gärtnereien und Gartencentern ist das Angebot groß. Nach der Blüte empfiehlt es sich, die Pflanze auf zwei Drittel der Größe zurückzuschneiden, damit sie weiterhin buschig wächst. Dabei lassen sich Stecklinge vermehren oder große Pflanzen teilen. In sehr frostigen Wintern wird die Pflanze mit einer Reisigdecke oder ähnlichem vor dem Erfrieren geschützt. Erfrorene, vertrocknete Zweige schneidet man im Frühjahr heraus.

Ernte: Bis zur Blüte kann man zarte, junge Triebe ernten und als Würzkraut nutzen. Interessanter sind jedoch die Blüten. Man schneidet sie, sobald sich der mittlere Teil der Blütenähre geöffnet hat, hängt sie zum Trocknen auf und streift die Blüten später ab. Luftdicht verschlossen kann man sie gut aufbewahren.

Der besondere Tipp

Lavendelwein bei Konzentrationsstörungen

1 Esslöffel Lavendelblüten wird mit 1/2 Liter Wein kurz aufgekocht. Lassen Sie ihn abkühlen und trinken Sie vor und nach jeder Mahlzeit ein kleines Gläschen.

VERWENDUNG

KRÄUTERKÜCHE:
Mit dem Kraut lässt sich an Eintöpfe, Fisch- und Fleischgerichte sowie an Süßspeisen eine delikate Lavendelnote zaubern. Zusammen mit Ysop, Oregano, Basilikum, Rosmarin, Salbei, Thymian, Fenchel und Bohnenkraut gehört Lavendel zu den bekannten »Kräutern der Provence«.

HEILWIRKUNG:
Lavendel wirkt als Tee oder Badezusatz beruhigend und krampflösend. Er hilft bei Nervösität und Magenbeschwerden. Ein Duftkissen unter dem Kopfkissen fördert das Einschlafen, im Schrank aufgehängt soll der Duft Motten vertreiben. Lässt man Lavendelöl in Aromalampen verdampfen, werden Kopfschmerzen und Stresssymptome auf natürliche Weise gelindert.

KOSMETIK:
Die getrockneten Blüten ergeben herrlich duftende Badezusätze oder werden Öl verarbeitet.

ZIERWERT:
Lavendel gilt als tyischer Rosenbegleiter und soll mit seinem Duft Ameisen und Blattläuse fern halten. Mit ihm lassen sich hübsche Randbepflanzungen gestalten. Als Kübelpflanze bringt er seinen Duft bis auf den höchsten Balkon.

WICHTIGER HINWEIS:

Die Blüten sind unbedenklich, doch kann Lavendelöl, innerlich angewendet, zu Reizungen von Magen und Darm, Benommenheit und Bewusstseinsstörungen führen. Besonders Schwangere sollten deshalb auf hohe Lavendeldosen verzichten.

Lepidium sativum
Kresse

Lebensform:
⊙

Standort:
☀ – ☀

Verwendung:
✗ ⚕

FAMILIE: Kreuzblütler (*Brassicaceae)*

HERKUNFT: Die Kresse hat ihren Ursprung in Vorderasien, wo sie schon seit Jahrtausenden in Kultur ist. Sie wurde bereits den Pharaonen als Grabbeigabe mitgegeben. Die Römer brachten die Gewürzpflanze mit dem hohen Gesundheitswert dann in den Mittelmeerraum.

MERKMALE: Die Gartenkresse, kurz Kresse oder Pfefferkraut genannt, wird einjährig kultiviert. Wenn sie nicht geschnitten wird, kann sie 30–50 cm hoch werden. Die unteren Blätter sind rund bis oval, die oberen breitrund oder gefiedert. Meist kennt man sie nur in kleinen Schalen, den sogenannten »Kressebeeten«, wie sie im Lebensmittelgeschäft angeboten werden. Im Sommer blüht die Kresse mit zierlichen, weißen bis rötlichen Blüten. Sie ist reich an Vitamin C, Mineralstoffen, Karotin und Senfölen. Letztere verleihen ihr den pfefferähnlich scharfen Geschmack.

SORTENTIPPS: Neben der glattblättrigen Kresse, die jeder kennt, bringen Sorten mit großen, breiten oder gefiederten Blättern Abwechslung auf den Tisch.

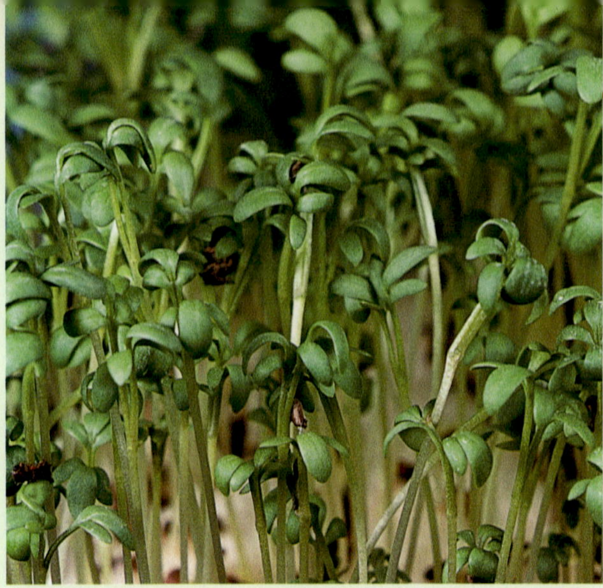

VERWANDTE ARTEN: Die Breitblättrige Kresse (*Lepidium latifolium*) stammt aus dem nordwestlichen Europa und wächst auch in rauerem Klima als mehrjährige Staude. Ihre Blätter haben einen ähnlich pfefferartigen Geschmack wie die Gartenkresse. Die Wurzel kann sogar wie Meerrettich genutzt werden, schmeckt aber nach Kresse.

STANDORT: Die zarte Pflanze gedeiht am besten im Halbschatten; wenn es warm genug ist, auch noch im Schatten. In voller Sonne, besonders im Sommer, welkt sie rasch. Der Boden sollte gut gelockert, humusreich und ausreichend feucht sein.

KULTUR: Kresse kann auf der Fensterbank oder im Gewächshaus das ganze Jahr über gezogen werden. Im Freiland ist eine Aussaat ab Mitte März möglich. Die Samen der Lichtkeimer werden dicht ausgesät, nur leicht angedrückt und nicht mit Erde bedeckt. Sie keimen meist schon nach zwei Tagen und wachsen sehr schnell zu jungen Pflänzchen heran. Während der gesamten Kulturzeit müssen die Pflanzen regelmäßig gegossen werden. Wenn man alle 7–14 Tage neu aussät, hat man das ganze Jahr über frische Kresse zur Verfügung. Im Freiland sollte man dann eine andere Stelle wählen, da durch die Wurzelausscheidungen das Wachstum der neuen Saat gehemmt wird. Kommen die Pflanzen zur Blüte, säen sie sich leicht selbst aus.

Ernte: Die Blätter erntet man am besten im jungen Stadium, wenn sie 7–10 cm hoch sind. Das ist meist schon 10 Tage nach der Aussaat der Fall. Sie werden ungenießbar, sobald die Pflanze Blüten ansetzt. Sie können auch die Samen ernten und wie die Blätter als Würze oder Garnierung nutzen.

Der besondere Tipp

Kresse-Igel

Mit Kresse haben Sie das ganze Jahr über einen Vitamin-C-Spender. Um immer frisches Kraut ernten zu können, säen Sie am besten jede Woche neu aus. Mittlerweile gibt es eine Reihe dekorativer Aussaatgefäße wie den »Kresse-Igel« aus Ton, die hübsch anzusehen und praktisch zugleich sind. Die Tonschale wird vor der Aussaat etwa 30 Minuten in Wasser gelegt, bis sie sich vollgesaugt hat. Dann wird täglich nachgegossen, damit der Samen immer gut feucht ist. Kresse wächst beinahe überall, sogar auf feuchtem Küchenpapier.

Verwendung

Kräuterküche:
Kresse wird stets frisch verzehrt. Die scharfe Geschmacksnote passt zu Salaten, Rohkost und Quark genauso wie zu Wurst und kaltem Fleisch. Pur ergibt sie einen gesunden Brotbelag. Sehr gut kann man auch Suppen und Soßen mit Kresse dekorieren. Und nicht zuletzt ist sie Bestandteil der Frankfurter Grünen Soße.

Heilwirkung:
Kresse versorgt uns das ganze Jahr über mit Vitamin C. Sie wirkt blutreinigend, verdauungsfördernd und harntreibend. Im Frühjahr ist sie ideal für eine Entschlackungskur.

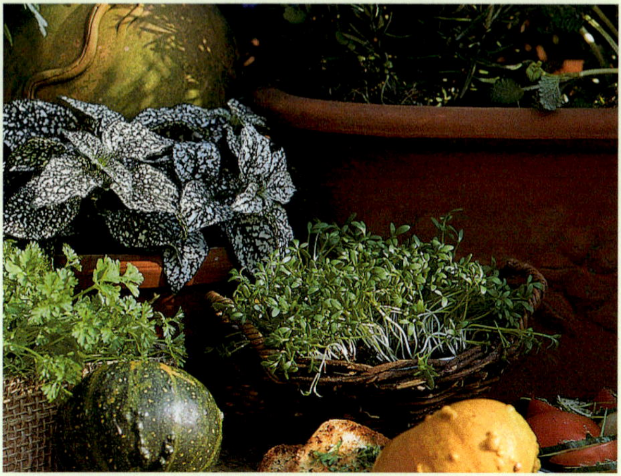

Leviscticum officinale
Liebstöckel

Lebensform:
∞

Standort:
☼ – ◐

Verwendung:
✕ 𝔄 🏆 ❀

Eigenschaften:
!

FAMILIE: Doldenblütler (*Apiaceae)*

HERKUNFT: Liebstöckel stammt aus dem alten Persien und ist jetzt im gesamten Mittemeerraum eingebürgert. Mönche brachten das »Allheilmittel« nach Mittel- und Westeuropa.

MERKMALE: Die ausdauernde Staude mit dem kräftigen, reich verzweigten Wurzelstock kann bis 2 m in die Höhe wachsen. Sie bildet kantige, hohle Stängel, die sich im oberen Bereich verzweigen. Die gefiederten Blätter sind sehr groß. Im Sommer thronen auf den kräftigen Trieben gelbgrüne Blütendolden. Die Pflanze ist reich an ätherischem Öl, das dem Suppengewürz »Maggi« als Grundlage dient. Daher auch der Beiname »Maggikraut«. Daneben enthält sie noch Gerb- und Bitterstoffe.

STANDORT: Liebstöckel wächst in der Sonne wie im Halbschatten, braucht aber ausreichend Platz. Wichtig ist ein tiefgründiger, nährstoffreicher Boden, der ausreichend feucht sein muss. Staunässe verträgt die Pflanze aber nicht.

KULTUR: Meist reichen ein bis zwei der großen Pflanzen für den Privathaushalt völlig aus. Daher kann man sich die

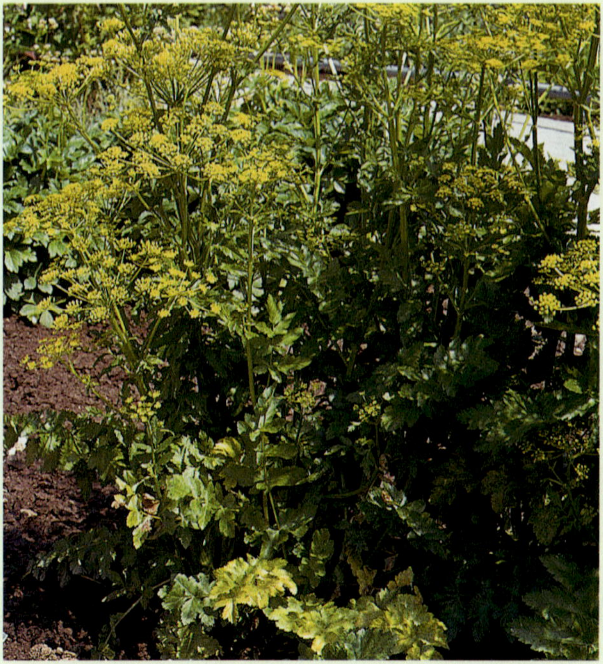

Mühe der Aussaat sparen, indem man sich vorgezogene Jungpflanzen kauft und im Frühjahr auspflanzt. Hat man Spaß an der Anzucht, kann man ab März im Anzuchtbeet aussäen und die kräftigsten Pflanzen später auf 50 cm vereinzeln. Liebstöckel braucht zum Anwachsen gleichmäßige Feuchtigkeit, ansonsten ist er pflegeleicht. Wenn man die Blütenansätze entfernt, werden die Blätter umso kräftiger. Im ersten Winter sollte man die Pflanze in kalten Gegenden abdecken. Breitet sie sich zu weit aus, kann man den Wurzelstock einfach abstechen. Eine

Teilung der Pflanzen ist nur möglich, wenn sie noch nicht zu tief verwurzelt sind.

Ernte: Zarte Blätter kann man den ganzen Sommer über ernten und frisch oder getrocknet verwenden. Schneidet man sie etwa 10 cm über dem Boden ab, treibt die Pflanze rasch wieder aus. Auch die Wurzeln dienen als Speisewürze.

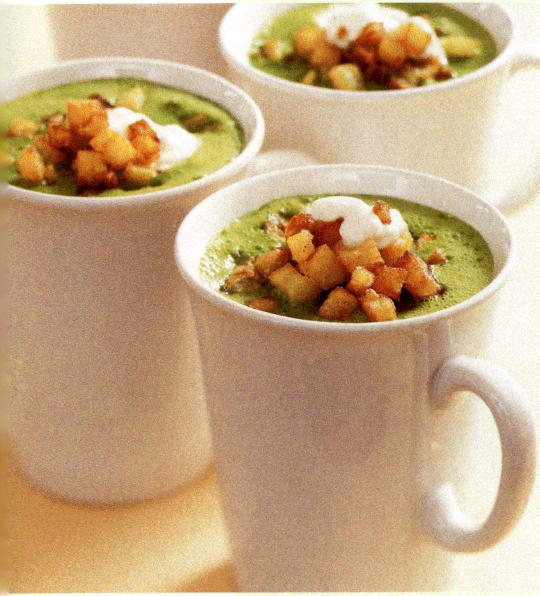

Der besondere Tipp

Gemüsesuppe mit Liebstöckel

2 klein gewürfelte Schalotten werden in etwas Butter und Olivenöl angedünstet. Dann 2 Teelöffel Liebstöckelblätter dazugeben und mitdünsten. Anschließend 1 Esslöffel Mehl untermischen und langsam 800 ml Gemüsebrühe zugießen. Die Suppe kurz aufkochen, mit Salz, Pfeffer und Muskatnuss abschmecken und dann weitere 10 Minuten köcheln lassen. Zum Schluss wird 1/2 Becher Sahne untergerührt und die Suppe mit gerösteten Brotwürfeln garniert.

Verwendung

Kräuterküche:
Blätter und Wurzeln verleihen Suppen, Salaten sowie Gemüse-, Fleisch- und Fischgerichten eine herzhafte Note. Wegen des intensiven Geschmacks sollten beide vorsichtig dosiert werden. Selbst getrocknet haben sie noch reichlich Aroma. Die Samen benutzt man, um Liköre zu aromatisieren, aber auch als Grundstoff in der Parfumherstellung.

Heilwirkung:
Liebstöckel wirkt harntreibend und verdauungsfördernd. Er hilft bei Blähungen genauso wie bei Sodbrennen. Der Tee lindert Erkrankungen der Atemwege und stärkt den Organismus. 2–3 Tassen pro Tag sollen einen Migräneanfall lindern. Dafür 2 Teelöffel zerkleinerte Wurzel oder Wurzelpulver mit 1/4 Liter Wasser aufkochen und sofort abseihen.

Kosmetik:
Ein Liebstöckel-Bad beruhigt Entzündungen der Haut. Gegen Schweißfüße etwa 1 Hand voll frisches Kraut mit 1/2 Liter heißem Wasser übergießen, nach dem Abkühlen abseihen und dem Fußbad beigeben.

Zierwert:
Liebstöckel ist eine imposante Staude mit einem unverwechselbaren Duft.

Wichtiger Hinweis:
Der Verzehr von Liebstöckel kann die Nieren reizen und Unwohlsein oder Schwindel hervorrufen. Deshalb sollte auf den Genuss während der Schwangerschaft verzichtet werden.

Malva sylvestris
Malve

Lebensform:
⊙ – ∞

Standort:
☼ – ◐

Verwendung:
✕ A ❀

FAMILIE: Malvengewächse (*Malvaceae*)

HERKUNFT: Das Verbreitungsgebiet der Wilden Malve erstreckte sich ursprünglich vom südlichen Mittelmeerraum bis ins subtropische Asien. Sie wurde schon von den alten Römern und Griechen als wirksames Heilmittel und mildes Gemüse geschätzt. Mittlerweile ist die typische Bauerngartenpflanze in ganz Europa verbreitet.

MERKMALE: Die zweijährige bis ausdauernd wachsende, krautige Pflanze wird bis 1 m hoch. Sie ist weich behaart, ihre Blätter sind lang gestielt und handförmig gelappt. Den ganzen Sommer über erscheinen in den Blattachseln trichterförmige, rosaviolette Blüten mit dunkler Aderung. Sie enthalten den natürlichen Farbstoff Malvin. Die Pflanze ist aufgrund ihres Schleimstoffgehaltes ein wertvoller Zusatz für Hustensaft. Im Volksmund wird sie auch Käse- oder Rosspappel genannt.

SORTENTIPPS: Von der Wildform gibt es einige hübsche Ziersorten: die niedrige, blau blühende 'Primley Blue', die purpurfarbene, bis 90 cm hohe 'Brave Heart' und 'Cottenham Blue' mit hellblauen, geaderten Blüten.

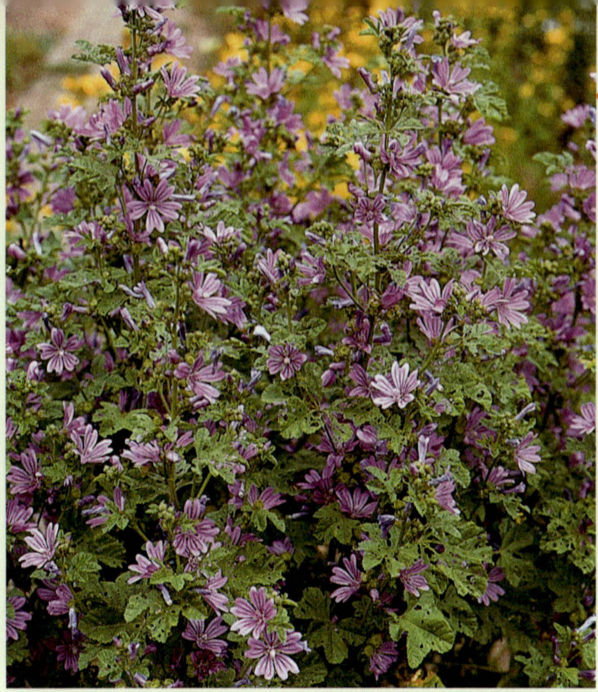

VERWANDTE ARTEN: Die Blätter der Moschusmalve (*Malva moschata*) verströmen einen zarten Moschusduft. Die Art blüht rosa, die Sorte 'Alba' weiß. Die Rosenmalve (*M. alcea*) bezaubert mit großen, pastellrosa Blüten. Beide können in Küche und Medizin genauso verwendet werden wie die Wilde Malve.

STANDORT: Die Malve steht gerne sonnig und warm, kommt aber auch mit Halbschatten zurecht und bevorzugt einen nährstoffreichen, gut durchlässigen Boden.

KULTUR: Die anspruchslose Wildstaude wird im Herbst direkt an Ort und Stelle ausgesät. Später nimmt sie Ihnen die

Arbeit ab, denn sie sät sich leicht selbst aus. Sie können auch vorgezogene Jungpflanzen kaufen oder im Sommer von bereits vorhandenen Pflanzen Stecklinge schneiden. Die Malve gedeiht in jeder Gartenerde, wächst aber bevorzugt auf sandigem, gut dräniertem Untergrund. Bei einem hohen Nährstoffangebot wachsen die Pflanzen rasch in die Höhe und sollten dann bei Bedarf gestützt werden.

Ernte: Die Blätter und Blüten können den Sommer über geerntet werden. Getrocknet sind sie längere Zeit haltbar. Nach der Trocknung nehmen die Blüten eine dunkelblaue Farbe an.

Der besondere Tipp

Kompressen gegen Entzündungen der Haut

1 Esslöffel Blüten und Blätter mit 1 Liter lauwarmem Wasser übergießen und 10 Minuten lang aufkochen. Den Sud abseihen und zunächst abkühlen lassen. Dann wird ein sauberes Tuch im Sud eingetaucht, leicht ausgewrungen und 10 Minuten auf die entsprechende Hautstelle gelegt.

Heiltee und Gurgellösung im Doppelpack

Für einen Tee übergießt man 2 Teelöffel Blüten und Blätter mit 1/4 Liter lauwarmem Wasser. Man lässt ihn 1 Tag ziehen und rührt ihn gelegentlich um. Nach dem Abseihen ist er trinkfertig oder als Gurgellösung bei Husten und Heiserkeit zu gebrauchen. Eine Teemischung aus Malven-, Linden- und Kamillenblüten hilft bei grippalen Infekten.

Verwendung

Kräuterküche:

Die Blätter werden wie Spinat zubereitet und ergeben eine schmackhafte Gemüsebeilage. Früher wurde aus der Pflanze ein leicht verdaulicher Brei für Kinder zubereitet.

Heilwirkung:

Die Pflanzendroge wirkt entzündungshemmend, reizmildernd und schleimlösend. Sie hilft besonders bei hartnäckigem Husten und Bronchitis, stärkt zudem den Magen und die Verdauung. Verwendet wird sie meist als Tee oder Badezusatz, wobei man den Heiltee nicht mit dem Malventee aus Hibiskusblüten verwechseln darf.

Zierwert:

Die Wilde Malve erfreut mit einer langen Blütezeit bis tief in den Herbst hinein. Sie passt gut in naturnah gestaltete Gärten und eignet sich hervorragend für Rabatten. Sie verschönert rasch jeden Gartenzaun und verleiht ihrem Garten ländliches Flair. Wenn Sie das geschützte Wildkraut in Ihrem Garten anpflanzen, leisten Sie sogar einen wichtigen Beitrag zum Naturschutz.

Matricaria recutita
Kamille

Lebensform:

⊙

Standort:

☼

Verwendung:

𝔄 🏆 ❀

Eigenschaften:

!

FAMILIE: Korbblütler (*Asteraceae)*

HERKUNFT: Die Echte Kamille stammt eigentlich aus dem Südosten Europas und aus Nordasien, kommt aber inzwischen in ganz Europa natürlich vor. Ihre Heilwirkung ist schon seit der Antike bekannt. Im Mittelalter wurde sie hauptsächlich bei Frauenleiden eingesetzt, daher stammt ihr volkstümlicher Name »Mutterkraut«. Abergläubische hielten Kamille für ein Zauberkraut. Wenn sich ein im Zimmer aufhängtes Kamillenbündel beim Eintreten einer Frau bewegte, so war sie als Hexe enttarnt.

MERKMALE: Die einjährige Pflanze ist noch heute als *Chamomilla recutita* oder *Matricaria chamomilla* bekannt, obwohl diese Namen längst nicht mehr aktuell sind. Sie wächst buschig verzweigt und wird 20–50 cm hoch. Ihre zart duftenden Blätter sind fein gefiedert. Die Blütezeit erstreckt sich über den ganzen Sommer. Man kann sie leicht als Echte Kamille identifizieren, wenn die weißen Randblüten, die um das gelbe Zentrum angeordnet sind, mit zunehmendem Alter der Blüte nach unten hängen. Außerdem duften sie sehr stark. Und wenn Sie ein Blütenköpfchen aufbrechen, so ist es am Boden hohl. Kamillen-

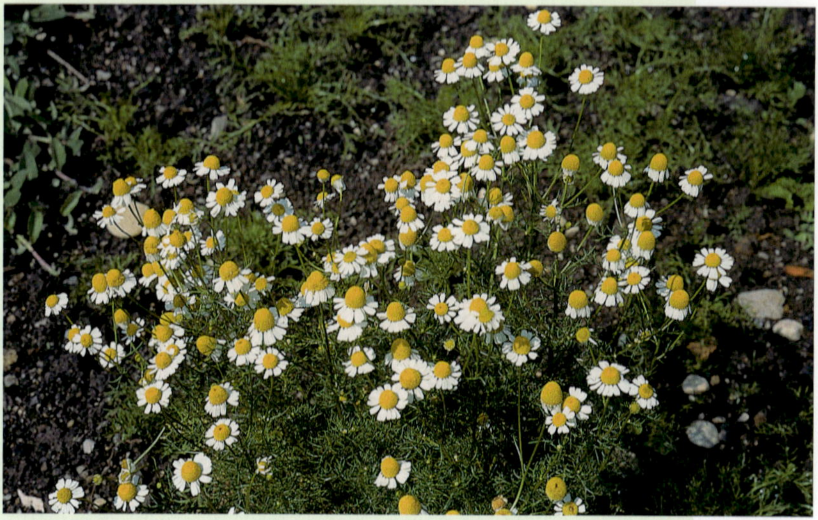

blüten enthalten Glykoside, Kumarine, Bitterstoffe und ätherisches Öl, das nach der Destillation blau wird.

Verwandte Arten: Die Teppichkamille (*Tripleurospermum caucasica*, früher *Matricaria caucasica*) ist ein reich blühender Bodendecker. Die fruchtig duftende Römische Kamille (*Chamaemelum nobile*) hat die gleiche Heilwirkung wie die Echte Kamille.

Standort: Damit der Gehalt an wertvollen Inhaltsstoffen möglichst hoch ist, sollte man der Kamille einen vollsonnigen Standort gönnen. Auf humusreichen Böden wächst sie am besten, ansonsten ist sie pflegeleicht.

KULTUR: Im zeitigen Frühjahr in Saatkisten ausgesäte und vorkultivierte Jungpflanzen wachsen rasch an und blühen kräftig. Die Samen der Lichtkeimer werden nur leicht angedrückt und nicht mit Erde abgedeckt. Bis zur Keimung sollten sie gleichmäßig feucht gehalten werden. Etwa Ende April werden sie im Abstand von etwa 20 x 20 cm ausgepflanzt. Aber auch im Kübel gedeihen sie gut. Düngen Sie nur sparsam, sonst bildet die Pflanze zuviel Kraut und weniger Blüten. Einmal angewachsen sät sie sich leicht selbst aus.

ERNTE: Die Blütentriebe können bis in den Herbst geerntet und frisch oder getrocknet verwendet werden. Etwa vom dritten bis zum fünften Tag nach dem Aufblühen ist der Gehalt an wertvollen Inhaltsstoffen am höchsten. Wenn Sie Zeit haben, prüfen Sie Ihren Kamillebestand am besten täglich. Die Blütentriebe sollten locker ausgelegt im Schatten trocknen.

DER BESONDERE TIPP

ERSTE HILFE BEIM HAUSTIER

Haben Fiffi, Mieze und Co. leichten Durchfall, kann man ihnen als Erste-Hilfe-Maßnahme statt Wasser lauwarmen Kamillentee zum Trinken geben. Dafür lässt man 1–2 Esslöffel Blüten mit 1 Tasse aufgekochtem Wasser 10 Minuten ziehen, dann seiht man ab. Auch Bindehautentzündungen lassen sich gut mit Kamillenkompressen behandeln. In diesem Fall tränkt man jeweils ein sauberes Stück Mullbinde mit Kamillentee, drückt es leicht aus und hält es dreimal täglich etwa 2–3 Minuten lang auf das betroffene Auge.

Verwendung

Heilwirkung:

Kamille wirkt antibakteriell und entzündungshemmend. Als Tee hilft sie bei akuten Magen- und Darmproblemen. Umschläge oder Bäder lindern Entzündungen der Haut und fördern den Heilungsprozess. Ein Dampfbad bei Erkältungen lässt geschwollene Schleimhäute abschwellen.

Kosmetik:

Eine Kamillenspülung hellt blonde Haare auf (50 g Blüten auf 1/2 Liter Wasser 10 Minuten ziehen lassen). Regelmäßig 1 Tasse Tee auf nüchternen Magen getrunken soll unreine Haut verbessern.

Zierwert:

Die Pflanzen machen sich besonders hübsch an Wegrändern oder als Beeteinfassung. Wenn man sie im Vorbeigehen berührt, duften sie besonders intensiv.

Wichtiger Hinweis:

Empfindliche Personen können allergisch auf Kamille reagieren. Diese Personen sollten Kamillentee auch nicht für Augenspülungen verwenden, da es bei ihnen die Bindehaut reizt.

Melissa officinalis
Melisse

Lebensform:
∞

Standort:
☼ – ◐

Verwendung:
✕ 𝕬 🏆 ❀

FAMILIE: Lippenblütler (*Lamiaceae*)

HERKUNFT: Die Melisse, wegen ihres Duftes auch Zitronenmelisse genannt, ist vor Jahrhunderten aus dem Orient in den Mittelmeerraum gelangt. Dank ihrer vielen guten Eigenschaften hat sie sich dort schnell einen festen Platz in den Gärten erobert. Berühmtheit erlangte sie als Basis von Melissengeist.

MERKMALE: Die mehrjährige Staude kann rasch 70 cm hoch werden. Da ihre vierkantigen Stängel verzweigt und dicht beblättert sind, wird sie zudem noch ziemlich buschig. Die Blätter verströmen einen intensiven Zitronenduft, besonders wenn man sie zerreibt. Und die kleinen, weißlich gelben Lippenblüten, die sich im Sommer in den Blattachseln bilden, locken zahlreich Bienen und Hummeln an. Zitronenmelisse ist reich an ätherischem Öl, Gerb- und Bitterstoffen.

SORTENTIPPS: Sehr dekorativ sind 'Aurea' mit goldgelben und 'Variegata' mit gelbbunten Blättern.

STANDORT: Melisse wächst bevorzugt an sonnigen Plätzen, aber auch im Halbschatten gedeiht sie noch gut. Ein wind-

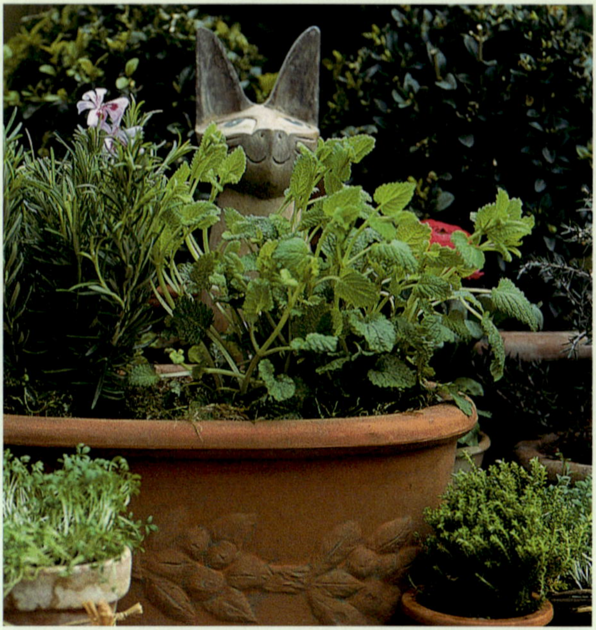

geschützter Standort ist empfehlenswert. Der Boden sollte humusreich und gut wasserdurchlässig sein, bei Bedarf kann man ihn mit Sand auflockern.

KULTUR: Im Frühjahr sät man die Samen in Saatkisten aus und stellt sie bei etwa 20 °C auf. Hier empfiehlt sich, etwas Geduld an den Tag zu legen, denn häufig keimen sie erst nach 3–4 Wochen. Sobald es etwas wärmer ist, kann man die jungen Pflänzchen auspflanzen. Da die Staude relativ groß wird und nach dem Schneiden rasch wieder nachwächst, kann man sich die Mühe der Aussaat sparen und ein bis zwei Pflanzen kaufen. Später säen sie sich leicht selbst aus und lassen sich auch über Teilung vermehren. Während der Anwachsphase muss gut gewässert werden. Wenn sich die Melisse im Laufe der Zeit zu stark ausbreitet, sticht man einfach den Ballen ab. Oder man setzt sie direkt in einen Kübel oder Balkonkasten. In kalten Wintern sollte die Pflanze abgedeckt werden.

Ernte: Zarte Stängel und junge Blätter kann man ununterbrochen vom Frühjahr bis zum Herbst ernten. Am besten verwendet man Zitronenmelisse frisch, dann hat sie das meiste Aroma und den höchsten Gehalt an wertvollen Inhaltsstoffen. Wenn man sich einen Wintervorrat anlegen möchte, schneidet man die Triebe vor der Blüte und trocknet sie schonend.

Der besondere Tipp

Entspannender und stärkender Melissengeist

200 g frische Melissenblätter werden mit 1 Liter 60-prozentigem Branntwein angesetzt und an einem warmen Platz aufgestellt. Die Mixtur muss etwa 10 Tage ziehen und wird dann abgesiebt. Damit keine wertvollen Inhaltsstoffe verloren gehen, werden die Blätter noch einmal kräftig ausgepresst. Melissengeist kräftigt Herz und Kreislauf und hilft bei Nervosität und Schlafstörungen. Er wird am besten mit Wasser oder Tee verdünnt getrunken.

Verwendung

Kräuterküche:
Melisse verfeinert alle Gerichte, zu denen Zitronenaroma passt, zum Beispiel Salate, Fisch oder Suppen. Sie sollte aber nicht mitgekocht werden, sonst geht die Würzkraft verloren. Melissentee schmeckt herrlich erfrischend. Eine fruchtige Note bekommt er, wenn man zum Beispiel Hagebutten, Hibiskus- und Orangenblüten zugibt.

Heilwirkung:
Das ätherische Öl der Zitronenmelisse wirkt beruhigend und wird daher gern bei Stresssymptomen und Schlafstörungen eingesetzt. Die Gerb- und Bitterstoffe helfen zudem bei Magenbeschwerden. Getrocknete Blätter brüht man zu einem Beruhigungstee auf, den man am besten mit 1 Teelöffel Honig süßt.

Kosmetik:
Aus den getrockneten Blättern lässt sich ein herrlich duftender Badezusatz mit beruhigender Wirkung herstellen. Dazu braucht man 50 g Melissenblätter, die mit 1 Liter Wasser aufgekocht werden. Nach 10 Minuten kann man den Aufguss dem Badewasser zugeben.

Zierwert:
Besonders die gelbblättrigen Melisse-Sorten bringen Farbe in Staudenbeete.

Mentha x *piperita*
Pfefferminze

Lebensform:
∞

Standort:
☀ – ☼

Verwendung:
✕ 𝔄 🏆 ❀

Eigenschaften:
!

FAMILIE: Lippenblütler (*Lamiaceae*)

HERKUNFT: Bei der Pfefferminze handelt es sich um eine Kreuzung aus Wasserminze (*Mentha aquatica*) und Grüner Minze (*M. spicata*). Die wegen ihres intensiven Aromas beliebte Mischung gibt es seit Ende des 17. Jahrhunderts. Sie wird auch als Teeminze oder Englische Minze bezeichnet.

MERKMALE: Die ausdauernde Staude bildet kantige Stängel, die bis 80 cm hoch werden können. An ihr sitzen die länglichen, gezähnten Blätter, die an Brennnesseln erinnern. In der Regel sind sie kräftig grün, doch manchmal färben sie sich wie die Stängel leicht rötlich. Im Sommer bilden sich rosa bis violette Scheinähren, die keine Samen ansetzen. Die Minze verbreitet sich durch ihre unterirdischen Ausläufer. Hauptbestandteil der Pflanze ist ätherisches Öl mit Menthol.

SORTENTIPPS: Die Sorte 'Mitcham' mit den blaugrünen Blättern ist wohl die bekannteste. Sie ist sehr robust und zeichnet sich durch ein typisches Pfefferminzaroma aus, während 'Citrata' nach Kölnisch Wasser duftet. Daneben gibt es auch Varianten mit Zitronen- und Orangenduft.

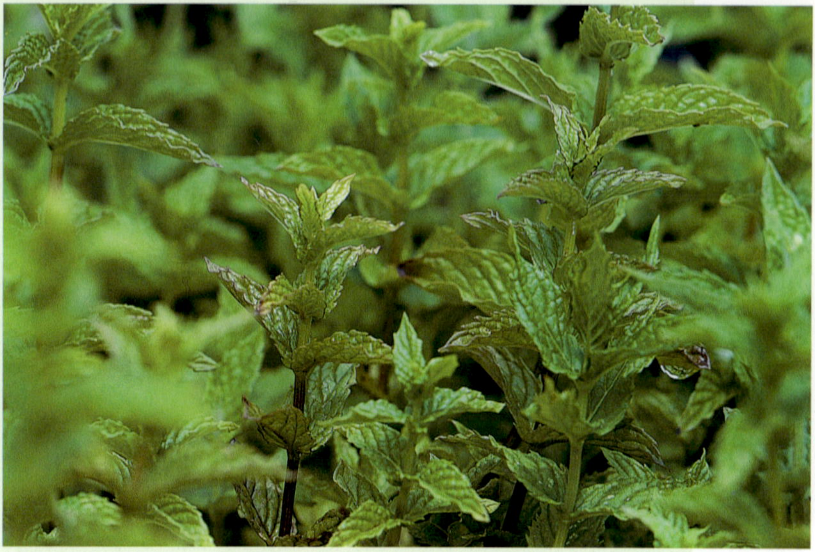

VERWANDTE ARTEN: Die Grüne Minze, ein Elternteil der Pfefferminze, zeichnet sich durch einen hohen Mentholgehalt aus. Sie duftet wie Kaugummi und ist als Spearmint ein Begriff.

STANDORT: Minzen gedeihen am besten im lichten Schatten auf feuchten, humosen Böden, die unbedingt unkrautfrei sein sollten. Wenn es nicht zu trocken ist, wachsen sie auch in der Sonne noch gut.

KULTUR: Die Pfefferminze setzt im Gegensatz zu den anderen Minzearten keine Samen an und kann nur durch Wurzelausläufer oder Stecklinge vermehrt werden. Als Anfänger muss man sich deshalb ein Exemplar kaufen. Oder fragen Sie doch einmal bei Nachbarn und Freunden nach, ob sie gerade dabei sind, üppig gewordene Exemplare zu teilen. Minzen sind ideale Bodendecker, denn sie wuchern stark. Ist das nicht erwünscht, pflanzen Sie sie einfach in Töpfe. So behalten Sie auch die Übersicht über die verschiedenen Arten und Sorten. Tritt Rostpilz auf, schneidet man die Pflanze radikal zurück. Sie wächst rasch wieder nach. In kalten Gegenden ist ein Winterschutz ratsam.

ERNTE: Frische Blätter können die ganze Saison über gepflückt werden. Zum Trocknen schneidet man die Triebe kurz vor der Blüte ab. Das kann man meist im Spätsommer noch einmal wiederholen.

DER BESONDERE TIPP

MINZLIKÖR

Man gibt 500 g frische Minzblätter zusammen mit der abgeriebenen Schale von 2 unbehandelten Orangen und 1 Prise Muskat in eine Flasche und übergießt alles mit 1/2 Liter 96-prozentigem Alkohol. Den bekommen Sie übrigens in der Apotheke. Die Flüssigkeit muss 3 Wochen an einem sonnigen Platz ziehen und wird dann abgefiltert. Schließlich 600 g Zucker mit 1 Liter Wasser aufkochen und dazugeben. Der Likör wird in kleinere, dekorative Fläschchen umgefüllt und muss noch ein paar Wochen ziehen, bevor man ihn selber trinken oder verschenken kann.

VERWENDUNG

KRÄUTERKÜCHE:

Mit den frischen Blättern würzt man Salate, Soßen, Suppen, Gemüse- oder Fleischgerichte. Man kann sie auch als essbare Dekoration benutzen. Frische und getrocknete Blätter ergeben einen erfrischenden Tee.

HEILWIRKUNG:

Durch den hohen Mentholgehalt wirkt Pfefferminze krampflösend und beruhigend. Der Tee hilft bei Übelkeit und anderen Magen-Darm-Problemen. Eine Inhalation löst verstopfte Nasen.

KOSMETIK:

Blätter von Pfefferminze im Badewasser wirken anregend und erfrischend. Bei großporiger Haut sind Dampfbäder zu empfehlen. 1 Hand voll frisches Kraut mit 1/2 Liter Oliven- oder Mandelöl angesetzt, ergibt nach 1 Woche ein hautstraffendes Körperöl.

ZIERWERT:

Die Pfefferminze duftet herrlich und lockt mit ihren hüschen Blüten zahlreich Bienen und Schmetterlinge an.

WICHTIGER HINWEIS:

Bei Magengeschwüren sollte auf Pfefferminze verzichtet werden. Einige Menschen reagieren auch allergisch auf Menthol. Bei Kleinkindern greift man bei Bauchschmerzen besser auf Fencheltee zurück, denn der hohe Mentholgehalt der Pfefferminze kann bei ihnen zu Atembeschwerden führen.

Mentha suaveolens
Rundblättrige Minze

Lebensform:
∞

Standort:
☀ – ☼

Verwendung:
🍴 ⚕ 🏆 ❀

Eigenschaften:
!

FAMILIE: Lippenblütler (*Lamiaceae)*

HERKUNFT: Die Rundblättrige Minze kommt im Osten und Süden Europas bis zu den Britischen Inseln und Südschweden natürlich vor. Sie ist als Würz- und Zierpflanze gleichermaßen beliebt. Und da sie dort, wo sie angebaut wird, leicht verwildert, ist sie auch anderenorts zu finden.

MERKMALE: Die Staude breitet sich mit ihrem kriechenden Wurzelstock rasch im Garten aus. Die Triebe können aufrecht etwa 1 m lang werden, ihr Breitenwachstum ist beinahe unbegrenzt. Sie sind dicht mit eiförmigen, zart behaarten Blättern besetzt, die fruchtig duften. Daher wird die Art im Englischen auch als Apfelminze bezeichent. Die weißen oder rosa Blütenähren erscheinen im Hochsommer.

SORTENTIPP: Die graugrünen Blätter der Sorte 'Variegata', die auch als Ananasminze bezeichnet wird, sind weiß bis cremefarben gefleckt und duften süßlich fruchtig. Die Sorte ist zudem robust und frosthart und daher als Zierpflanze sehr beliebt.

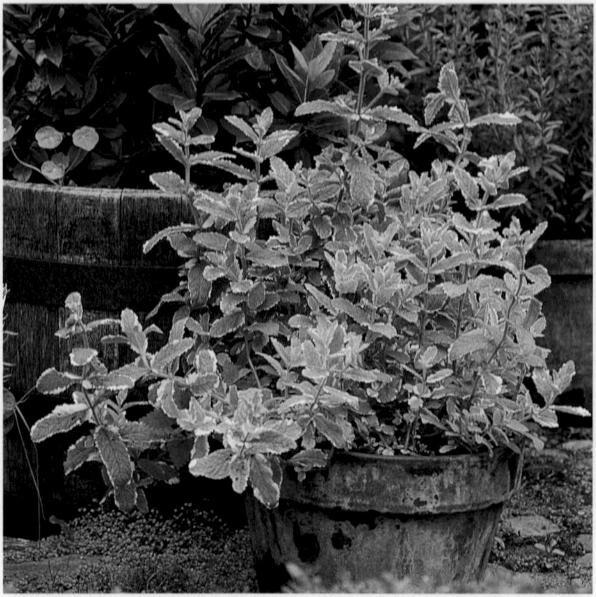

VERWANDTE ARTEN: Die Apfelminze (*Mentha* x *rotundifolia*) ist eine Kreuzung aus Rossminze (*M. longifolia*) und Rundblättriger Minze. Auffällig sind ihre flauschig behaarten Blätter mit den silberfarbenen Unterseiten. Sie blüht mit rosa bis lila Blütenrispen. Bekannt ist die Sorte 'Bowles' mit fruchtiger Duftnote.

STANDORT: Wie alle Minzen gedeiht auch die Rundblättrige Minze am besten im lichten Schatten auf feuchten, humosen Böden, die unbedingt unkrautfrei sein sollten. Wenn es nicht zu trocken ist, wächst sie auch in der Sonne noch gut.

Kultur: Am besten besorgen Sie sich im Frühjahr Jungpflanzen, die Sie in humusreiche, gut feuchte Erde pflanzen. Wenn Sie sie mehrmals zurückschneiden, werden die Pflanzen schön buschig. Minzen wuchern stark und bedecken im Garten rasch freie Flächen. Ist das nicht erwünscht, pflanzen Sie sie einfach in Töpfe. Halten Sie sie aber immer gut feucht. Im Frühjahr sind Minzen zudem für Kompostgaben dankbar. Wenn sie sich zu stark ausbreiten, sticht man sie einfach mit dem Spaten ab. Bei einem Befall mit Rostpilz schneidet man die Pflanze radikal zurück. Sie wächst rasch wieder nach. In kalten Gegenden ist ein Winterschutz ratsam.

Ernte: Frische Blätter können den ganzen Sommer über gepflückt werden. Zum Trocknen schneidet man die Triebe kurz vor der Blüte ab. Bei guter Witterung kann man im Spätsommer häufig noch ein zweites Mal ernten.

Der besondere Tipp

Typisch englisch: Minzsosse

Man benötigt etwa 8 Esslöffel Minzblätter. Die Blätter zerkleinern und mit etwa 4 Esslöffeln kochendem Wasser übergießen. Dann 1 Löffel Honig unterrühren und die Creme noch 1 Stunde ziehen lassen. Kurz vor dem Servieren werden 3 Esslöffel Essig, je nach Geschmack Balsamico- oder Weinessig, zugegeben und gut untergerührt. Besonders beliebt ist Minzsoße zu Lammbraten.

Verwendung

Kräuterküche:
Die fruchtige Geschmacksnote passt sehr gut zu süßen Speisen und ergibt einen erfrischenden Tee. Wegen der Härchen sollten die Blätter mitgekocht werden.

Heilwirkung:
Die Rundblättrige Minze enthält wie die Pfefferminze Menthol und ist sehr wirksam bei Magen-Darm-Beschwerden. Inhalieren lindert Erkältungskrankheiten.

Kosmetik:
Die Blätter sind wie die der Pfefferminze als wohltuender Badezusatz oder hautberuhigende Dampfbäder zu empfehlen.

Zierwert:
Im Garten ist die Minze ein attraktiver und zudem duftender Bodendecker. Sie säumt Wegränder oder begrünt rasch Zäune. Die panaschierten Sorten sind als Strukturpflanzen in Balkonkästen und Ampeln beliebt.

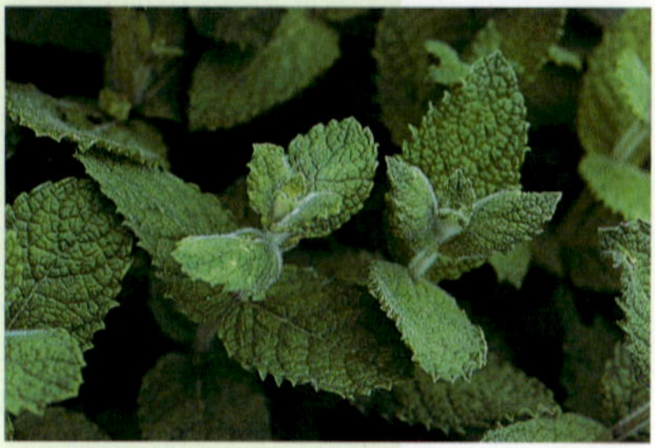

Apfelminze

Wichtiger Hinweis:
Der Mentholgehalt ist zwar nicht so hoch wie bei der Pfefferminze, trotzdem können empfindliche Menschen allergisch darauf reagieren.

Monarda didyma
Indianernessel

Lebensform:

∞

Standort:

☼ – ◐

Verwendung:

✕ ⚕ ❀

Familie: Lippenblütler (*Lamiaceae)*

Herkunft: Heimat der Scharlach-Monarde ist Nordamerika, wo sie schon den Indianern als Heilpflanze diente. Daher stammt auch die populäre Bezeichnung »Indianernessel«. Nach der Entdeckung Amerikas gelangte sie dann nach Europa. Durch Einkreuzungen sind zahlreiche Gartensorten entstanden, die in den verschiedensten Farbtönen blühen, aber als Heil- und Teepflanze nicht zu verwenden sind.

Merkmale: Die imposante Staude wächst buschig aufrecht und wird je nach Sorte und Nährstoffangebot des Bodens 80–150 cm hoch. Mit ihrem flachen, reich verzweigten Wurzelsystem breitet sie sich schnell aus und bildet dichte Horste. An den kantigen Stängeln sitzen gegenständig angeordnet längliche, gezähnte Blätter. Die Blütenköpfe erscheinen im Hochsommer, wobei die roten Lippenblüten in mehreren Etagen angeordnet sind. Die ganze Pflanze duftet aromatisch.

Sortentipps: 'Marshall's Delight' blüht kräftig rosa und lässt sich wie die wilde Art verwenden. 'Adam' und 'Gardenview Scarlet' blühen in kräftigem Rot, 'Beauty of Cobham' leuchtend

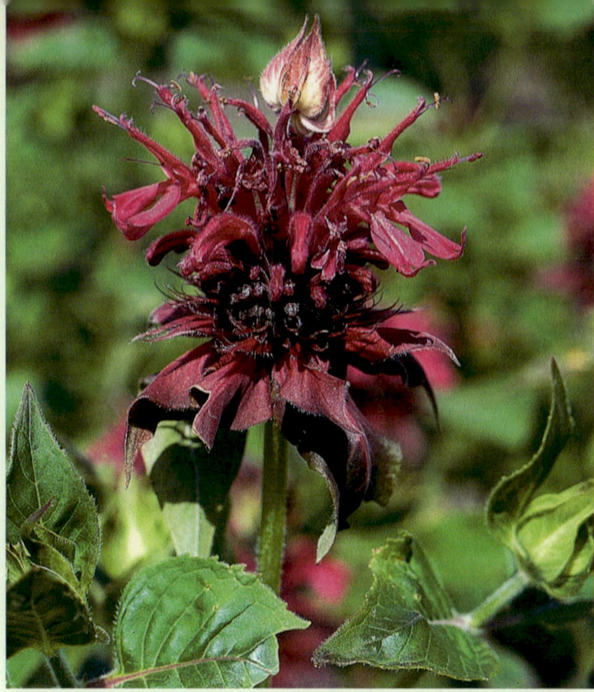

lilarosa, 'Croftway Pink' lachsrosa und 'Schneewittchen' in unschuldigem Weiß.

VERWANDTE ARTEN: Die aus dem sonnigen Kalifornien und Mexiko stammende *Monarda fistulosa* hat einen würzigen Geschmack ähnlich Thymian. Sie blüht in zartem Lila. *M. punctata* fällt mit gelben, gefleckten Blüten auf. Das Aroma ihrer Blätter ist mit Oregano zu vergleichen.

STANDORT: Die Monarde hat keine hohen Ansprüche an ihren Standort. Sie blüht zwar an einem sonnigen Platz mit feuchter Erde am längsten, wächst aber auch bei Trockenheit und im Halbschatten noch gut. Ideal ist, wenn ihr Platz vor der prallen Mittagssonne geschützt ist.

KULTUR: Die Wildform der Indianernessel bekommen sie als Saatgut oder Pflanze in spezialisierten Stauden- oder Kräutergärtnereien. Einmal im Garten angesiedelt, lassen sie sich mühelos vermehren. Man kann sie im Frühjahr teilen, Wurzelausläufer abnehmen oder Stecklinge schneiden. Gönnen Sie der Staude ausreichend Platz und pflanzen Sie sie mindestens 30–40 cm auseinander. Jährlich im Frühjahr empfiehlt sich eine Kompostgabe. Im Winter schneidet man die Pflanze bis auf den Boden zurück. Es ist ratsam, sie etwa alle 2 Jahre durch Teilen zu verjüngen.

ERNTE: Frische Blätter können vom Frühjahr bis zum Herbst gepflückt werden, die Erntezeit der Blüten beschränkt sich auf den Sommer. Wenn Sie einen Teevorrat für den Winter trocknen möchten, schneiden Sie die Triebe vor der Blüte.

DER BESONDERE TIPP

SELBST GEMACHTE LIMONADE

Man erntet einige Blütenköpfe und übergießt sie mit 1/2 Liter kochendem Wasser. Die Flüssigkeit muss dann abgedeckt abkühlen, am besten im Kühlschrank. Dann wird der Saft von 1–2 Zitronen zugegeben, nach Belieben gesüßt und mit kohlesäurehaltigem Mineralwasser aufgefüllt. Als Grundlage eignen sich auch Minzen, Melisse oder Mexikanische Minze.

Verwendung

Kräuterküche:
Die Blätter ergeben einen erfrischenden Tee, der gleichzeitig die Verdauung fördert. Man kann sie auch mit anderen Teesorten mischen und so den Geschmack etwas variieren. Wenn Sie Schwarzem Tee Blätter von Indianernessel zugeben, haben Sie im Nu Ihre eigene Earl-Grey-Variante. Salate kann man mit den essbaren Blättern hübsch dekorieren.

Heilwirkung:
Der Tee ist ein gutes Mittel bei Erkältungen. Die Blüten wirken aufgekocht beruhigend. Blätter und Blüten ergeben zusammen eine aromatische Teemischung.

Zierwert:
Duftende Indianernesseln sind im Kräutergarten ebenso dekorativ wie im Staudenbeet. Sie wachsen sogar im lichten Schatten von Gehölzen noch gut und bringen Farbe in dunklere Bereiche. Außerdem sind sie bei Bienen und Schmetterlingen sehr beliebt. Schöne Nachbarn sind Schafgarbe, Mädchenauge, Sonnenbraut oder Goldrute. Die duftenden Blüten werden gern in Potpourries verarbeitet.

Myrrhis odorata
Süßdolde

Lebensform:

∞

Standort:

☼ – ☀

Verwendung:

✗ 𝕬 ❀

FAMILIE: Doldenblütler (*Apiaceae*)

HERKUNFT: Die Süßdolde ist von Südeuropa bis zum Kaukasus verbreitet, wo sie in feuchten Wäldern und Bergregionen wächst. Da sie eng mit dem Kerbel verwandt ist, wird sie auch Myrrhenkerbel genannt. Aus ihren Blattstielen wurde früher eine grünliche oder orangebraune Textilfarbe gewonnen. Wir sollten es den Skandinaviern nachmachen und das ausdauernde, kälteverträgliche Würzkraut wieder verstärkt in unsere Gärten holen.

MERKMALE: Wenn sie nicht blüht, kann man die Staude mit den fein gefiederten, blassgrünen Blättern auf den ersten Blick mit einem Farn verwechseln. Doch wenn man der Pflanze näher kommt, strömt einem der ausgeprägte anisartige Duft entgegen. Dieser wird durch den hohen Gehalt an ätherischem Öl (Anethol) verursacht. Im späten Frühjahr und Frühsommer erscheinen weiße, flache Blütendolden, aus denen sich schmackhafte Früchte entwickeln, die nach Anis oder Lakritz schmecken. Mit einer Wuchshöhe bis 1,50 m ist die horstige Staude eine einnehmende Gestalt.

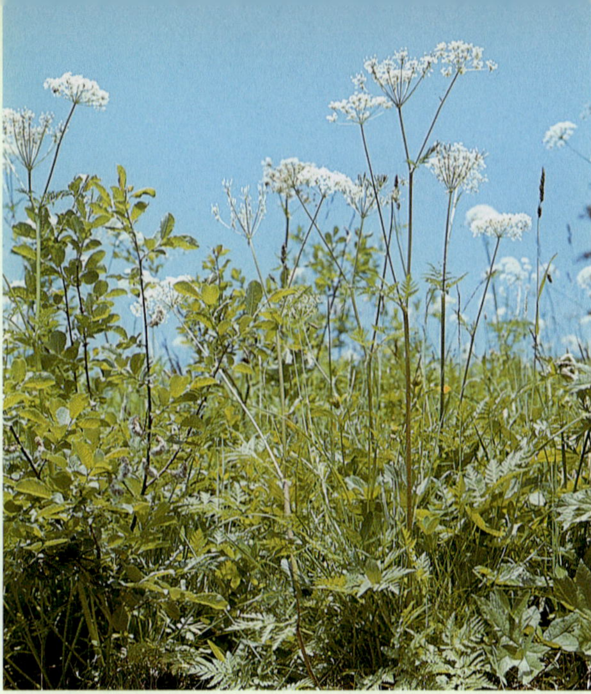

VERWANDTE ARTEN: Die Süßdolde ist nicht mit dem Süßholz (*Glycyrrhiza glabra*) aus der Familie der Schmetterlingsblütler zu verwechseln. Die Wurzeln jener Staude liefern den Grundstoff für Lakritz. In geringen Mengen genossen, ist Süßholz gut für den Magen und die Verdauung. Süßholzwurzeltee ist ein natürliches Mittel gegen Magenschleimhautentzündung. Hohe Dosen oder dauernder Verzehr können jedoch zu Bluthochdruck führen.

STANDORT: Die Süßdolde ist sehr pflegeleicht und wächst beinahe überall, im Schatten wie in der Sonne. Der Boden aber sollte nährstoffreich und gut feucht sein.

Kultur: Den Kaltkeimer kann man im Herbst oder Spätwinter aussäen. Vorhandene Pflanzen lassen sich im Frühjahr rasch über Teilung vermehren. Einmal angewachsen, sät sich die Süßdolde auch reichlich selbst aus. Wenn man das unterbinden möchte, sollte man die Blütenstände rechtzeitig entfernen. Damit der Boden gleichmäßig feucht bleibt, empfiehlt sich eine Mulchdecke. Die frostharte Pflanze wird nach der Blüte zurückgeschnitten.

Ernte: Das Kraut kann laufend geerntet werden, wobei junge Blätter und Stängel besonders zart sind. Frisch verwendet würzt Süßdolde am intensivsten, die Blätter lassen sich aber auch einfrieren. Die Früchte schmecken grün und unreif am besten. Die Wurzeln kann man im Herbst ausgraben und als Gemüse zubereiten.

Der besondere Tipp

Süssigkeiten aus dem Garten

Kinder mögen die süßen Früchte besonders gern. Und am meisten Spaß macht es ihnen, wenn sie sie direkt von der Pflanze abpflücken und in den Mund stecken können. Neben dem Spaßfaktor ist auch der gesundheitliche Aspekt nicht zu verachten, denn die Süßware aus der Natur kann den Zuckerverbrauch erheblich senken.

Verwendung

Kräuterküche:
Mit den Blättern kann man Salate, Suppen oder Soßen verfeinern. Meist reicht schon ein Blattstück, um den Speisen eine anisartig süße Note zu verleihen. Wenn Sie Rhabarber- oder ein anderes Fruchtkompott mit Blättern der Süßdolde kochen, wird es angenehm süß. Die Stängel eignen sich, wie bei der Engelwurz beschrieben, zum Kandieren. Die grünen Früchte verzehrt man entweder frisch oder gibt sie zu Obstsalaten und Müsli. Die Süßdolde ist ein guter Ersatz für Anis, Fenchel oder sogar Lakritze.

Heilwirkung:
Süßdolde bringt die Verdauung in Schwung und wirkt sogar leicht abführend. Sie lindert Husten und stärkt bei Anämie.

Zierwert:
Die Süßdolde ist eine außergewöhnliche Staude für schattige Bereiche, die sie mit den weißen Blüten zusätzlich aufhellt. In der Insektenwelt ist sie als Nektarlieferant sehr beliebt. Wer gerne kreativ ist, kann die Blätter pressen und damit Briefpapier oder ähnliches verzieren.

Myrtus communis
Myrte

Lebensform:
∞

Standort:
☼ – ☀

Verwendung:
⚔ ⚕ 🏆 ❀

FAMILIE: Myrtengewächse (*Myrtaceae)*

HERKUNFT: Myrten sind typische Pflanzen der Mittelmeerregion, doch man findet sie bis nach Mittelasien und Nordafrika. Bei den alten Griechen galten sie als Symbol für Schönheit und Liebe. Zu festlichen Anlässen steckte man sich früher Myrtenzweige an, Bräute wurden mit Myrtenkränzen geschmückt. Daher stammt auch der volkstümliche Name »Brautmyrte«.

MERKMALE: Der immergrüne Strauch kann in der Natur bis 5 m hoch werden. Da er keine starken Fröste übersteht, wird er bei uns meist als Kübelpflanze gezogen und bleibt dann wesentlich kleiner. Typisch sind die schmalen, ledrigen Blätter, die dicht mit Öldrüsen besetzt sind. Die weißen Blüten duften ebenfalls. Sie erscheinen zum Ende des Frühjahrs und reifen zu schwarzen Beeren heran. Die Pflanze enthält viel ätherisches Öl sowie Harze, Gerb- und Bitterstoffe.

SORTENTIPP: Die Sorte 'Variegata' ist eine aparte Zierform mit gelben Blatträndern.

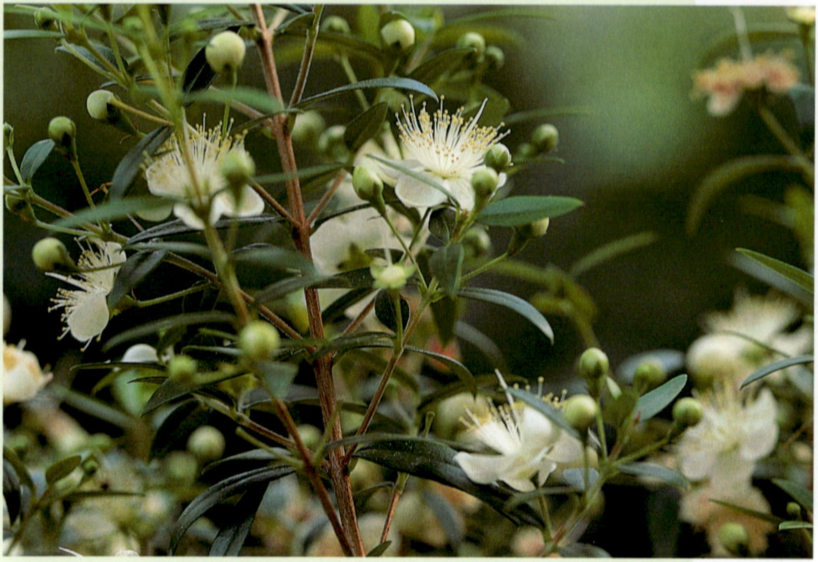

VERWANDTE ARTEN: Ein weiteres Mitglied der Myrtenfamilie ist der Teebaum (*Melaleuca*). Obwohl einige Arten gut als Kübelpflanze zu ziehen sind, werden sie seltener angeboten als die Myrte. Teebaumöl hat in letzter Zeit als Allheilmittel Furore gemacht.

STANDORT: Myrten sind Sonnenliebhaber, gedeihen aber auch im leichten Schatten noch gut. Wichtig sind kalkfreie Substrate.

KULTUR: Es dürfte keine Schwierigkeit sein, sich in der Gärtnerei oder im Gartencenter eine Pflanze zu besorgen. Sie sollten wissen, dass Myrten keinen Kalk mögen und daher stets mit enthärtetem Wasser oder Regenwasser gegossen werden sollten. Ganz wichtig ist eine gleichmäßige Wasserversorgung, denn die Pflanzen vertrocknen bzw. faulen leicht. Während der Wachstumszeit empfiehlt es sich, einen sauer wirkenden Dünger, zum Beispiel Rhododendrondünger, zuzugeben. Myrten sind sehr schnittverträglich und lassen sich gut in Form schneiden. Am besten macht man dies im Frühjahr, dann bewurzeln Stecklinge am leichtesten. Die Pflanzen überstehen kurzzeitigen Frost meist ohne Schaden, doch ist es sicherer, sie rechtzeitig ins Haus zu holen und hell, bei 5–10 °C, zu überwintern.

Ernte: Myrtenblätter hat man das ganze Jahr zur Verfügung und kann sie immer frisch verwenden.

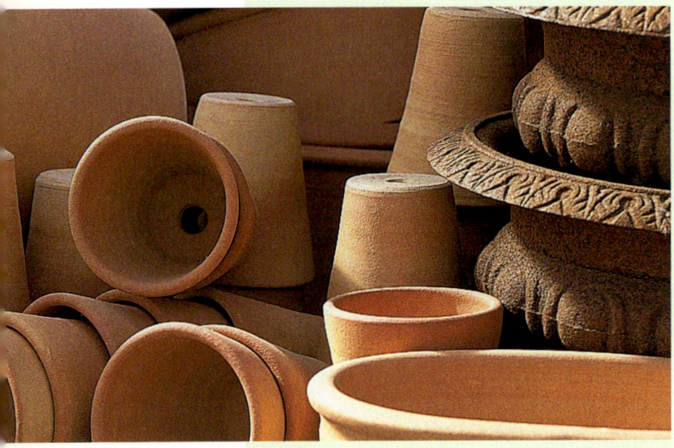

Der besondere Tipp

Das Auge isst mit
Blüten und Knospen sind eine hübsche und würzige Dekoration für frische Salate. Die Kelchblätter sollten vor dem Anrichten abgezupft werden.

Verwendung

Kräuterküche:

Myrtenzweige gibt man, wie man es von Rosmarin oder Thymian kennt, zu Grillfleisch oder Braten. Die Blätter können wie Lorbeer ganz oder auch gemahlen verwendet werden. Die Beeren kann man wie Wacholderbeeren in Soßen mitkochen.

Heilwirkung:

Aus den Blättern wird das ätherische Öl Myrtol gewonnen, das antiseptisch wirkt und die Atemwege befreit. Myrtentee ist ein wirksames Mittel bei Bronchialinfekten und hilft auch bei Zahnfleischentzündungen. Zerriebene Blätter sollen Hautprobleme wie Akne und Schuppenflechte lindern.

Kosmetik:

Myrtenöl dient als Basisstoff von Parfums und Kosmetika. Selbst getrocknete Blätter und Blüten verbreiten über längere Zeit einen angenehmen Duft und lassen sich zu Potpourries und Duftkissen verarbeiten.

Zierwert:

Myrten spenden ganzjährig Duft und Würze. Als Kübelpflanzen können sie den Sommer gut im Freien verbringen. Und wer einen Wintergarten hat, kann das ganze Jahr über mediterrane Stimmung genießen.

Nasturtium officinale
Brunnenkresse

Lebensform:
⊙ – ∞

Standort:
☀ – ☀

Verwendung:
✕ ⚕ 🏆 ❀

Eigenschaften:
!

FAMILIE: Brassicaceae (*Kreuzblütler*)

HERKUNFT: Die Echte Brunnenkresse, ursprünglich in Europa heimisch, findet man mittlerweile in allen gemäßigten Klimazonen der Erde. Da sie vorwiegend an fließenden Gewässern vorkommt, wird sie auch als Wasser- oder Bachkresse bezeichnet. Schon den Römern diente sie als Salat- und Gewürzpflanze. In der Literatur taucht sie manchmal unter ihrem Synonym *Rorippa nasturtium-aquaticum* auf.

MERKMALE: Die am Naturstandort mehrjährige Sumpf- und Wasserpflanze wächst mit kriechenden, bis 70 cm langen Trieben und bildet rasch einen dichten Blätterteppich. An den Stängeln entstehen häufig zusätzliche Wurzeln, die die Pflanze fest im Boden verankern. Die Blätter sitzen über- und unterhalb der Wasseroberfläche. Im Sommer bilden die weißen Blütentrauben einen hübschen Kontrast zu dem tiefgrünen Laub. Die Blätter enthalten ein bitteres ätherisches Öl (Senfölglykosid), Vitamine, Mineralstoffe sowie Gerb- und Bitterstoffe.

VERWANDTE ARTEN: Die Kleinblättrige Brunnenkresse (*Nasturtium microphyllum*) zeichnet sich durch eine größere

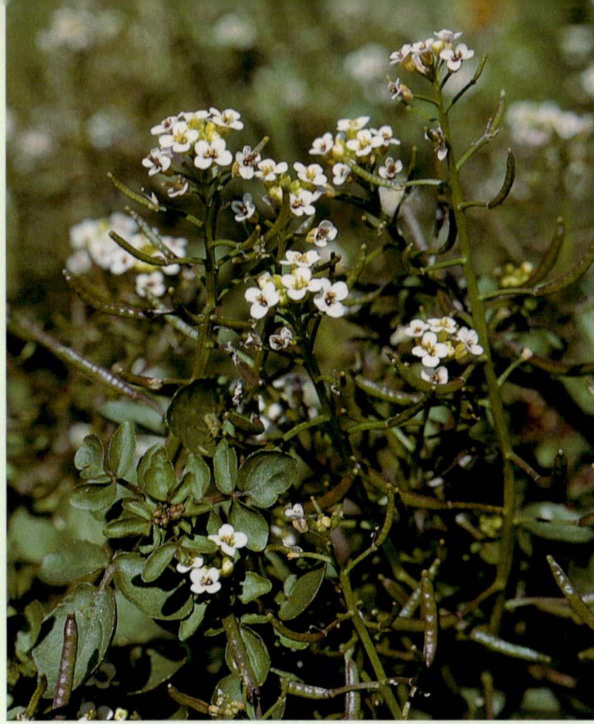

Frosthärte aus. Im Angebot ist auch eine Kreuzung beider Arten (*N.* x *sterile*).

STANDORT: Die Staude ist eine der wenigen Gewürzpflanzen, die an kühlen Plätzen im Halbschatten oder Schatten wächst. Sie bevorzugt einen kalkhaltigen, nährstoffreichen Boden, der immer nass gehalten werden muss.

KULTUR: Die Anzucht von Brunnenkresse erfordert etwas Aufmerksamkeit, denn die Pflanze sollte immer in einem etwa 1 cm hohen Wasserspiegel stehen. Das kann in der

Sumpfzone eines Teiches sein, aber auch in einer Schale, die am besten täglich mit frischem, sauerstoffreichem Wasser aufgefüllt wird. Die Samen können vom Frühjahr bis zum Sommer auf feuchtem Boden ausgesät werden und keimen rasch. Eine Vermehrung über Stecklinge gelingt ebenso leicht. Auf diese Weise lässt sich der Bestand laufend erneuern. An warmen Quellen oder Bachläufen ist die Brunnenkresse meist das ganze Jahr über grün, im Garten ist die Ernte auf die Frühjahrs- und Sommermonate beschränkt.

ERNTE: Am wertvollsten sind junge Blätter und Triebspitzen, die man am besten vor der Blüte pflückt. Sie werden immer frisch verzehrt, halten sich aber in einem Wasserglas im Schatten einige Tage. Wichtig ist, sie gut abzuwaschen.

DER BESONDERE TIPP

BRUNNENKRESSESALAT MIT AVOCADO

Ein grüner Salat wird mit 1–2 Hand voll Brunnenkresse sowie einigen Blättern Löwenzahn, Brennnessel und Birke gemischt. Das Fruchtfleisch von 1 reifen Avocado in Stücke schneiden und vorsichtig unter den Salat heben. Für die Vinaigrette Öl und Zitronensaft verrühren und mit Salz und Pfeffer würzen. Die vitaminreiche Mischung bringt den Stoffwechsel nicht nur im Frühjahr in Schwung.

VERWENDUNG

KRÄUTERKÜCHE:
Brunnenkresse lässt sich sehr gut mit anderen Blattsalaten mischen. Sie schmeckt pur als Brotbelag oder im Kräuterquark. Auch Suppen verleiht sie einen kräftigen Geschmack.

HEILWIRKUNG:
Das Kraut regt die Funktion von Galle, Leber und Niere an. Es wirkt harntreibend und verdauungsfördernd und empfiehlt sich deshalb für eine Blutreinigungs- und Entschlackungskur im Frühjahr. Es lindert auch die Beschwerden bei Rheuma und Gicht.

KOSMETIK:
Der Presssaft enthält antibiotisch wirkendes, ätherisches Öl. Er reinigt und klärt die Haut. Man kann ihn einfach auf einen Wattebausch geben und die entsprechenden Stellen damit abtupfen. Wenn man zerquetschtes Kraut eine Nacht lang auf die Haut legt, soll es Sommersprossen bleichen.

ZIERWERT:
Brunnenkresse belebt mit seinen hübschen weißen Blüten die immerfeuchte Uferzone am Gartenteich oder Bachlauf.

WICHTIGER HINWEIS:

Erntet man Brunnenkresse in der Natur, sollte man sicher sein, dass das Gewässer nicht verunreinigt ist. Sonst besteht die Gefahr, dass man sich mit Keimen infiziert. Bei einer Überdosierung können die Nieren gereizt werden. Als Höchstwert gelten 20 g pro Tag.

Nepeta cataria
Katzenminze

Lebensform:
∞

Standort:
☼ – ◐

Verwendung:
✕ 🏥 ❀

FAMILIE: Lippenblütler (*Lamiaceae)*

HERKUNFT: Die Gewöhnliche Katzenminze oder Katzenmelisse, wie sie auch genannt wird, ist ursprünglich in Europa beheimatet. Sie kommt aber bis nach Zentralasien und sogar im Himalaja in freier Natur vor. Wegen ihres herrlichen Duftes und der beruhigenden Wirkung wurde sie schon in den Bauerngärten als Heilpflanze angebaut. Früher wurde aus der Pflanze ein natürlicher Farbstoff für Textilien gewonnen.

MERKMALE: Die Staude kann je nach Standort 30–100 cm hoch werden. Mit den gezähnten Blättern sieht sie auf den ersten Blick wie eine Brennnessel aus, doch mit den ersten Blüten im Sommer entfaltet sich die Schönheit der Pflanze. Ihre weißen Blüten mit dem purpurnen Fleck sitzen in einer Scheinähre. Die Blätter duften wie eine Mischung aus Zitrone und Minze. Auf Katzen wirkt die Pflanze wie ein Aphrodisiakum, das sie in ziemliche Unruhe versetzt.

SORTENTIPP: Die Sorte 'Citriodora', auch als Weiße Melisse bekannt, ist eine alte Bauerngartenpflanze. Sie verströmt feinstes Zitronenaroma und ist als Teepflanze fast noch beliebter

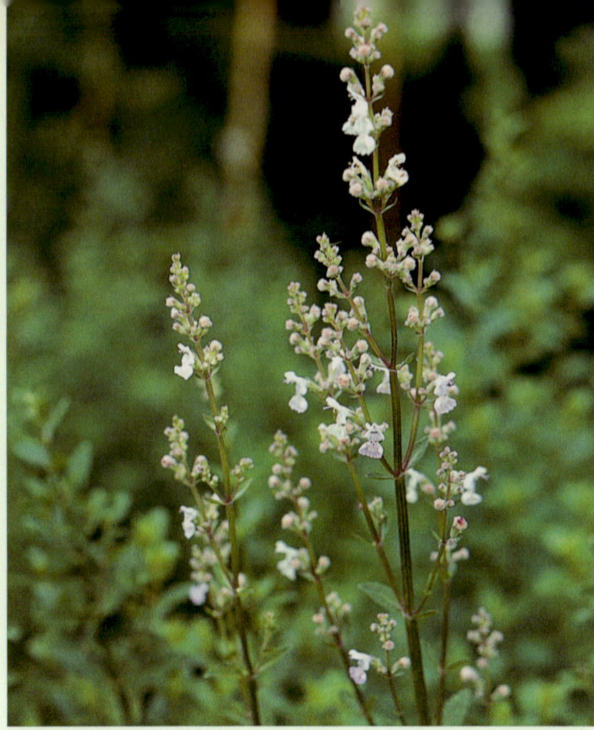

als die Art. Die Blätter behalten das Aroma auch nach dem Trocknen noch gut. Die Blüten sind manchmal etwas dunkler als bei der Katzenminze. Selbst in schattigen Bereichen und auf schweren Böden gedeiht die Sorte noch gut.

VERWANDTE ARTEN: Die Blauminze oder Katzenminze (*Nepeta* x *faassenii*) übt auf Katzen ebenfalls eine magische Anziehungskraft aus. Sie ist eine gute Wahl für sonnige Staudenbeete und trockene Steingärten. Ihre Blätter sind graugrün. Die Sorte 'Six Hills Giant' blüht lila, 'Snowflakes' weiß. Wenn man sie nach der ersten Blüte zurückschneidet, blüht sie bis zum

Herbst weiter. Sie lässt sich gut mit Rosen oder anderen Stauden, zum Beispiel Schafgarbe, Nachtkerze oder Moschusmalve, kombinieren.

STANDORT: Katzenminze wächst in der Sonne wie im Halbschatten, bevorzugt auf lehmigen Böden mit ausreichender Feuchtigkeit.

KULTUR: Die Staude ist als Saatgut oder Jungpflanze erhältlich. Sie wird meist nur 3–4 Jahre alt, das ist aber nicht weiter tragisch. Denn wenn sie sich an ihrem Platz wohl fühlt, sät sie sich selbst aus. Im Frühjahr oder Herbst kann man auch über Teilung oder Stecklinge vermehren.

ERNTE: Frische Blätter können den ganzen Sommer geerntet werden. Sie lassen sich gut trocknen, so dass man den Winter über einen Teevorrat hat.

DER BESONDERE TIPP

BELIEBTE PFLANZEN DER KATZENWELT

Einige Pflanzen üben auf Katzen eine beinahe unheimliche Anziehungskraft aus. Dazu gehören neben Katzenminze auch Muskateller-Salbei, Katzen-Gamander und Baldrian. Manchmal fressen sie von den Pflanzen und machen es sich zwischen ihnen gemütlich.

Verwendung

Kräuterküche:
Aus den Blättern lässt sich ein erfrischender und zugleich entspannender Kräutertee aufbrühen. In kleinen Mengen zugegeben schmecken sie köstlich im Salat.

Heilwirkung:
Katzenminze wirkt krampflösend und hilft bei Blähungen und Verdauungsbeschwerden. Gleichzeitig wirkt der Tee fiebersenkend und schweißtreibend. Deshalb wird er gern bei Erkältungskrankheiten getrunken. Wenn man ihn verdünnt, kann man ihn auch Säuglingen und Kleinkindern geben. Wer unter Spannungskopfschmerz oder Einschlafstörungen leidet, sollte es mal mit Katzenminzetee versuchen.

Zierwert:
Katzenminzen duften aromatisch und locken mit ihren aparten Lippenblüten die Bienen aus der Umgebung an. In Gruppen wirken die buschigen Pflanzen besonders dekorativ, niedrige Sorten eignen sich als Randbepflanzung von Beeten und Rabatten.

Ocimum basilicum

Basilikum

Lebensform:
⊙

Standort:
☼

Verwendung:
✕ ☤ 🏆 ❀

FAMILIE: Lippenblütler (*Lamiaceae*)

HERKUNFT: Schon vor mehreren Tausend Jahren war Basilikum in Indien ein beliebtes Gewürz. Von dort hat es sich seinen Weg über die Mittelmeerländer bis nach Europa gebahnt, wo es heute mit zahlreichen Arten und Sorten vertreten ist.

MERKMALE: Die einjährige, reich verzweigte Pflanze wird je nach Standort und Klima bis 50 cm hoch. Sie bildet kantige Stängel, an denen dicht die duftenden, länglich ovalen Blätter sitzen. Diese sind reich an ätherischem Öl. Wenn man sie nicht laufend erntet, erscheinen im Sommer Ähren mit weißen bis rosafarbenen Blüten. Das Basilienkraut gibt es mit zahlreichen Arten und Sorten, die sich durch unterschiedliche Geschmacksnoten, Blattfarben und -formen auszeichnen.

SORTENTIPPS: Im Handel sind neben groß- und kleinblättrigen auch rot- bis purpurblättrige Sorten, zum Beispiel 'Ararat', 'Dark Opal' oder 'Purple Delight' erhältlich. 'Siam Queen' ist mit den rosa Blüten eine hübsche Pflanze für Terrasse und Balkon. Bei den Duftnoten hat man die Qual der Wahl, denn man kann zwischen Zitronen-, Zimt- und Anis-Basilikum

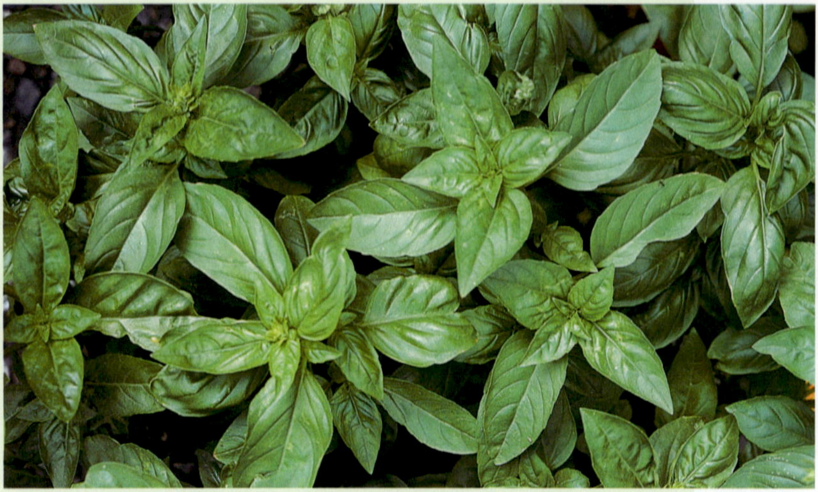

genauso unterscheiden wie zwischen würzigem Thai-Basilikum oder exotischem Mexikanischem Basilikum.

VERWANDTE ARTEN: Das Kleine Basilikum (*Ocimum tenuiflorum*) zeichnet sich durch kleine, spitze Blätter aus und ist zarter im Geschmack als die großblättrige Art.

STANDORT: Basilikum braucht zur Entfaltung seines vollen Aromas einen sonnigen, warmen Platz sowie einen humusreichen, gut wasserdurchlässigen Boden.

KULTUR: Das wärmebedürftige Kraut wird im Frühjahr im Haus bei 15–20 °C ausgesät. Die Samen des Lichtkeimers werden dabei nur leicht mit Erde bedeckt. Die Saatkisten oder

Töpfe kommen anschließend auf eine warme Fensterbank oder in ein beheiztes Gewächshaus. Die Sämlinge werden noch einmal vereinzelt, am besten geht dies büschelweise. Wenn die Jungpflanzen entspitzt werden, verzweigen sie sich besser. Erst wenn keine Frostgefahr mehr besteht, darf Basilikum in Freie. Es empfiehlt sich, ihn in Töpfen zu kultivieren, damit man ihn bei kühler, nasser Witterung hereinholen kann. Auf der Fensterbank wächst er nämlich genauso gut. Basilikum sollte nicht austrocknen, doch wenn man zu viel gießt, faulen die Stängel leicht.

ERNTE: Zarte, junge Blätter kann man das ganze Jahr über ernten, wenn man Basilikum im Winter ins Haus holt. Die Blätter lassen sich auch trocknen oder einfrieren, sind dann aber nicht mehr so aromatisch. Geerntet wird vor der Blüte.

DER BESONDERE TIPP

KLASSISCHES PESTO

2 Hand voll Basilikumblätter zunächst waschen, trocknen und von den dicken Stielen befreien. Dann werden sie, ebenso wie 1 Esslöffel Pinienkerne, klein gehackt und mit 1 gepressten Knoblauchzehe und etwa 50 ml Olivenöl verrührt. Zum Schluss wird mit Salz und Pfeffer abgeschmeckt. Die Soße passt gut zu Spaghetti, die man mit dem Pesto vermischt und nach Belieben mit Parmesankäse bestreut.

Verwendung

Kräuterküche:
Basilikum ist aus der mediterranen Küche nicht mehr wegzudenken. Es verleiht Salaten, Pastasoßen sowie Fleisch- und Fischgerichten den nötigen Pfiff. Zudem macht es schweres Essen bekömmlicher.

Heilwirkung:
Das ätherische Öl beruhigt die Nerven. Ein Tee aus Basilikumblättern löst Krämpfe im Magen-Darm-Bereich und regt den Appetit an.

Kosmetik:
Ein Mundwasser aus Basilikum sorgt für frischen Atem. Man übergießt 1 Hand voll frische Blätter mit 1/4 Liter heißem Wasser, lässt dies 15 Minuten ziehen und spült damit den Mund aus.

Zierwert:
Basilikum ist eine hübsche Zierpflanze für Balkon und Terrasse, denn die Vielfalt an Sorten bietet neben den unterschiedlichsten Gerüchen viele hübsche Blattstrukturen. Die Blüten sind zudem eine beliebte Bienenweide.

Oenothera biennis

Nachtkerze

Lebensform:

∞

Standort:

☼ – ◐

Verwendung:

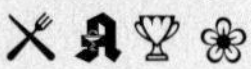

FAMILIE: Nachtkerzengewächse (*Onagraceae*)

HERKUNFT: Das natürliche Verbreitungsgebiet der Pflanze reicht von Nordamerika bis nach Mexiko. Aber auch in Europa sieht man die Rapontika- oder Schinkenwurzel, wie diese Art auch genannt wird, wild wachsend an Wegrändern oder anderen Plätzen mit sandigem Untergrund. Ihre Wurzeln sind als wohlschmeckendes Gemüse beliebt, aus den Samen wird das hochwertige Nachtkerzenöl gewonnen.

MERKMALE: Die zweijährige Pflanze taucht gelegentlich noch unter ihrem Synonym *Onagra biennis* auf. Im ersten Jahr bilden sich die fleischige Wurzel und die Blattrosette aus, und im zweiten Jahr folgt im Sommer der verzweigte, bis 2 m hohe Blütentrieb mit leuchtend gelben Blüten. Aus ihnen reifen die wertvollen Samen heran. Eine Besonderheit der Nachtkerze ist, dass sie erst in den Abendstunden ihre Blüten öffnet. Diese locken mit ihrem süßlichen Duft vor allem Nachtfalter an. Erst am Morgen schließen sie sich wieder und verwelken dann. Die Gewöhnliche Nachtkerze ist reich an Gamma-Linolensäure, einer essentiellen Fettsäure.

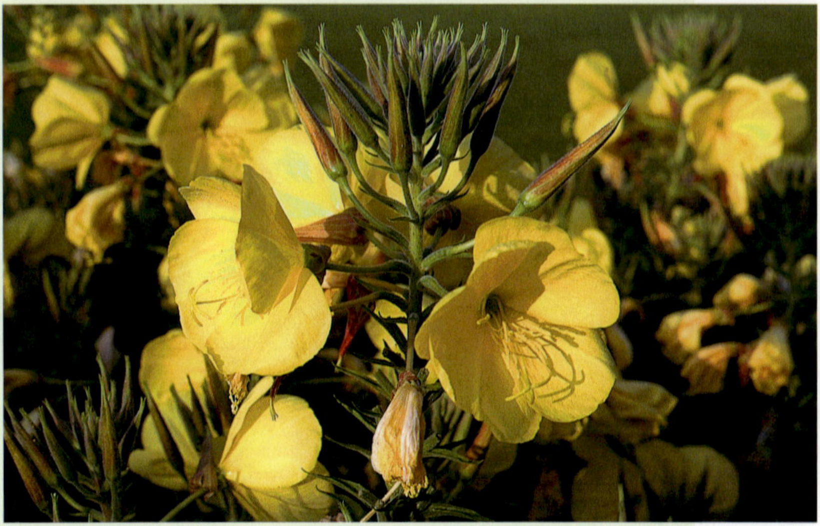

VERWANDTE ARTEN: Die Missouri-Nachtkerze (*Oenothera macrocarpa*, syn. *O. missouriensis*) wird nur etwa 20 cm hoch. Sie blüht den ganzen Sommer über in hellem Gelb. In den Abendstunden verströmt sie ein zartes Zitronenaroma und lockt ebenfalls Falter an.

STANDORT: Die Nachtkerze gedeiht an sonnigen bis halbschattigen Plätzen. Sie passt sich fast jedem Standort an, bevorzugt jedoch sandigen Boden.

KULTUR: Wenn man besonders große und kräftige Wurzeln ernten möchte, empfiehlt es sich, von April bis Mai im Haus vorzukultivieren. Die kräftigen Sämlinge werden dann im

Abstand von 20 x 25 cm ausgepflanzt. Von Juni bis August kann man direkt im Freien aussäen, am besten in Reihen mit einem Abstand von etwa 20 cm. Später werden die Sämlinge in der Reihe auf 20–25 cm vereinzelt. Bis zur Ernte der Wurzeln im Herbst braucht die Pflanze keine besondere Pflege mehr. Ihr Nährstoffbedarf ist sehr gering. Wenn man sie blühen lässt, sät sie sich leicht selbst aus.

Ernte: Die Wurzeln können vom Herbst bis zum nächsten Frühjahr laufend geerntet werden. Man kann sie auch gut in einem kühlen Keller lagern. Die Ernte sollte mit der Blütenbildung abgeschlossen sein, denn dann werden die Wurzeln ungenießbar.

Der besondere Tipp

Stärkendes Wurzelgemüse

Im Herbst werden die kräftigen Wurzeln ausgegraben, gründlich gesäubert oder dünn geschält. Die Scheiben werden in Brühe gedünstet oder einfach mit Essig und Öl angerichtet. Dieses alte Hausmittel bringt Kranke schnell wieder auf die Beine.

Nachtkerzen-Ölbad gegen trockene Haut

1 Tasse Sahne bzw. 2 Tassen Milch erwärmen, 2 Esslöffel Honig darin auflösen, 20 Tropfen Nachtkerzenöl zufügen und gut verrühren. Dem Badewasser zugeben.

Verwendung

Kräuterküche:
Die Wurzeln werden geschält und gekocht und schmecken dann wie Schwarzwurzeln. Man kann sie auch roh verzehren und in einen Salat raspeln.

Heilwirkung:
Nachtkerzenöl ist vielseitig zu verwenden. Es wird meist innerlich in Form von Tropfen oder Kapseln eingenommen. Prämenstruelle Beschwerden und Arthritis werden gelindert, auch Bluthochdruck soll es senken. Aus den Spitzen der Blütenstände kann man einen Tee aufbrühen, der bei Husten sowie bei Magen-Darm-Beschwerden hilft.

Kosmetik:
Das Öl macht brüchige Nägel und trockene Haut geschmeidig. Akne und Ekzeme werden deutlich gelindert. Versuchen Sie einmal ein Bad mit Nachtkerzenöl.

Zierwert:
Der Steingarten ist ein Ort, an dem sich die Nachtkerze wohl fühlt. Sie können sie auch in Kübel pflanzen, um den Duft und die Schmetterlingsbesuche in den Abendstunden aus nächster Nähe zu genießen.

Origanum majorana
Majoran

Lebensform:
⊙ – ∞

Standort:
☼

Verwendung:
✕ ⚕ ❀

Eigenschaften:
!

Familie: Lippenblütler (*Lamiaceae*)

Herkunft: Mit den Arabern gelangte das Würzkraut schon früh in die Mittelmeerländer, wo es als mehrjähriger Halbstrauch wächst. Bei den alten Römern und Griechen hat es rasch große Beliebtheit erlangt, da ihm zahlreiche heilende Eigenschaften zugesprochen wurden. Als Aphrodisiakum wurde es schwerem Rotwein zugegeben.

Merkmale: In seiner Heimat wächst Majoran ausdauernd, während er in Regionen mit kalten Wintern meist einjährig gezogen wird. Er kann mit seinen dünnen, rötlich überlaufenen Stängeln bis 50 cm hoch werden. Die aromatischen Blätter sind eiförmig und gräulich behaart. Im Sommer erscheinen weiße, rosa oder lila Blüten. Neben ätherischem Öl sind Gerb- und Bitterstoffe wichtige Bestandteile.

Verwandte Arten: *Origanum* x *majoricum* ist eine Kreuzung aus Oregano und Majoran. Genauso schmeckt sie auch. Die Pflanze ist größer und robuster als der einjährige Majoran. Sie wird ausschließlich über Stecklinge vermehrt, im Spätsommer sollte man sie zurückschneiden.

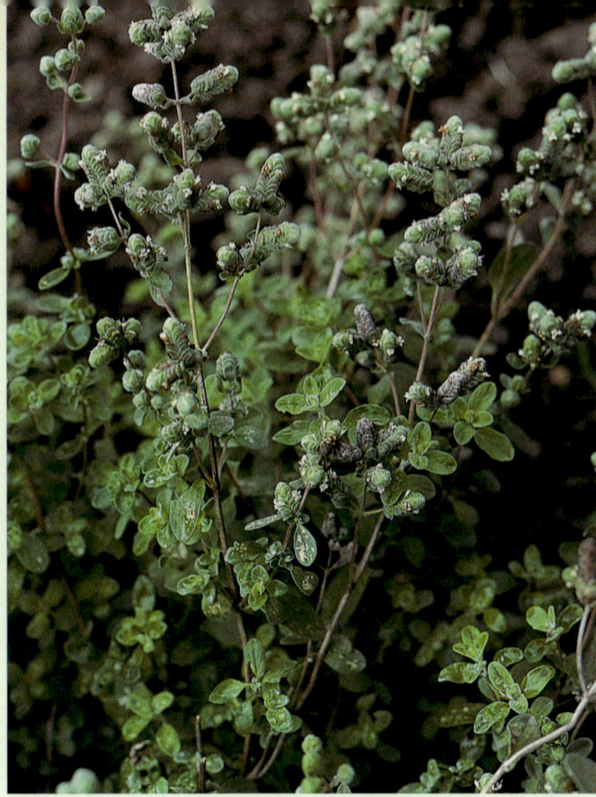

STANDORT: Majoran hat die gleichen Ansprüche an den Standort wie Oregano. Es sollte möglichst sonnig, warm und trocken sein, der Boden gut wasserdurchlässig.

KULTUR: Jungpflanzen sind in jeder gut sortierten Gärtnerei erhältlich. Man kann Majoran aber auch aussäen, entweder zeitig im Haus oder ab Mai ins Beet, wenn der Boden schon erwärmt ist. Der feine Samen wird nur leicht mit Erde bedeckt. Am besten pflanzt man 2–3 Sämlinge als Tuff im

Abstand von 25 x 25 cm aus. Wenn der Boden ständig gelokkert und unkrautfrei gehalten wird, gedeiht die Pflanze besonders prächtig. Beim Ernten sollte man nicht zu tief schneiden, damit die Pflanze wieder austreiben kann.

Ernte: Die Triebe kann man den ganzen Sommer über ernten und frisch verwenden. Zum Trocknen schneidet man sie kurz vor oder während der Blütezeit. Sie lassen sich auch gut in Öl einlegen.

Der besondere Tipp

Kartoffeln mit Majorankruste

Nehmen Sie kleine Kartoffeln, die schneller gar sind. Sie werden abgespült, der Länge nach halbiert und mit der Schnittfläche auf ein eingeöltes Backblech gelegt. Auf der untersten Schiene müssen sie im vorgeheizten Backofen bei 200 °C etwa 30 Minuten backen (bei Umluft 170 °C). Für den Belag 1–2 Bund Majoran waschen, trocknen und klein hacken. Etwa drei Viertel des Majorans mit 50 g gehackten Sonnenblumenkernen und 1 Teelöffel Schwarzkümmel mischen und mit Salz und Pfeffer würzen. Die Kartoffeln werden gewendet, mit der Mischung belegt und mit etwas Öl beträufelt. Sie kommen für weitere 5–10 Minuten in den Ofen und werden vor dem Servieren mit den restlichen Blättern bestreut.

VERWENDUNG

KRÄUTERKÜCHE:

Das herbe Aroma passt zu Suppen und Eintöpfen, Kartoffeln und Fleischgerichten. Als Pizzagewürz und bei der Wurstherstellung ist Majoran unentbehrlich. Daher stammt auch sein Beiname »Wurstkraut«.

HEILWIRKUNG:

Die Inhaltsstoffe fördern die Verdauung und machen fette Speisen bekömmlicher. Ein Tee aus Majoran stärkt Nerven und Magen. Er wirkt appetitanregend und krampflösend. Die alten Ägypter haben mit dem Kraut sogar ihre Wunden desinfiziert.

WICHTIGER HINWEIS:

Wie Oregano enthält auch Majoran verdauungsförderndes ätherisches Öl sowie Gerb- und Bitterstoffe. Bei einem regelmäßigen Verzehr über mehrere Wochen kann es zu Kopfschmerzen und Benommenheit kommen. In der Homöopathie wird es zur Anregung der weiblichen Sexualorgane eingesetzt. Deshalb sollten Schwangere auf die innerliche Anwendung verzichten.

ZIERWERT:

Majoran kann als einjähriges Gewürzkraut gut in Balkonkästen oder Kübeln gezogen werden. Es duftet auch getrocknet in Potpourries oder Trockensträußen noch weiter.

Origanum vulgare
Oregano

Lebensform:
∞

Standort:
☼

Verwendung:
✕ 𝕬 🏆 ❀

Eigenschaften:
!

▬ FAMILIE: Lippenblütler (*Lamiaceae*)

▬ HERKUNFT: Der Gewöhnliche Dost oder Wilde Majoran, worunter Oregano auch bekannt ist, ist eigentlich in Südeuropa heimisch. Mittlerweile kommt das Gewürzkraut wild bis nach Skandinavien sowie in Mittel- und Nordamerika vor.

▬ MERKMALE: Die buschige Staude kann bis 50 cm hoch werden. Sie besitzt einen reich verzweigten Wurzelstock, aus dem sie in jedem Frühjahr neu austreibt. Die vierkantigen, dicht beblätterten Stängel verholzen an der Basis leicht. Im Sommer blüht Oregano mit rosalila Lippenblüten, die in Trugdolden sitzen. Die Pflanze enthält neben Gerb- und Bitterstoffen hauptsächlich ätherisches Öl mit Thymol. Beim Zerreiben entströmt ein würziger Duft.

▬ SORTENTIPPS: Vom Dost gibt es eine Reihe attraktiver Zierformen. So blüht 'Album' weiß und wird nur etwa 30 cm hoch. Gelbblättrige Sorten wie 'Aureum' oder 'Thumbles Variety' sind für den Halbschatten geeignet, da sie in der Sonne verbräunen. 'Compactum' wird nur 20 cm hoch und ist ein idealer Bodendecker.

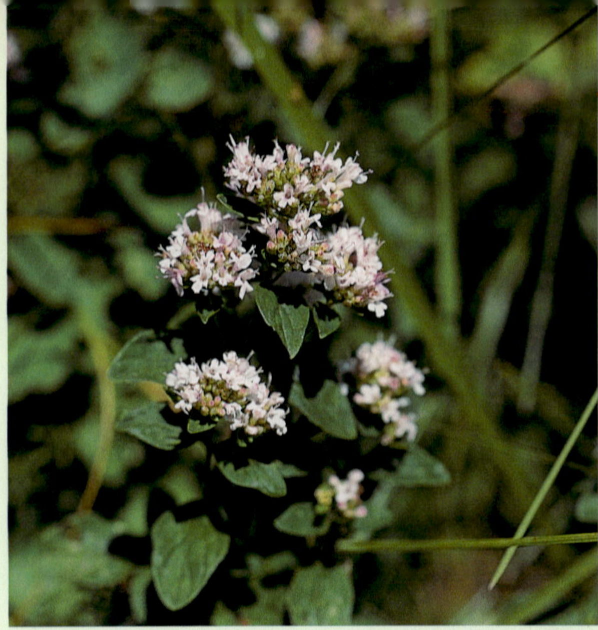

STANDORT: Oregano entfaltet sein volles Aroma nur, wenn er es sonnig und warm hat. Trockenheit verträgt er im Gegensatz zu dauernder Nässe gut. Der Boden sollte nährstoffarm, sandig und gut wasserdurchlässig sein.

KULTUR: Da meist 1–2 Pflanzen pro Haushalt ausreichen, sollte man sich im Frühjahr vorkultivierte Jungpflanzen kaufen. Oregano kann man im zeitigen Frühjahr im Haus aussäen und später auspflanzen, vorhandene Exemplare lassen sich einfach teilen. Pflanzen Sie ihn nicht zu eng, ein Abstand von 20 x 25 cm sollte schon sein. In kalten Wintern deckt man die Pflanze vorsichtshalber mit Reisig oder Mulch ab. Im Frühjahr wird sie dann dicht über dem Boden abgeschnitten, damit sie reichlich neue Triebe bilden kann.

Ernte: Junge, zarte Blätter und Triebspitzen können bis zum Herbst laufend abgezupft und frisch verarbeitet werden. Wenn man Triebe zum Trocknen ernten möchte, schneidet man sie am besten zur Blütezeit. Dann ist Oregano am aromatischsten. Das Kraut behält auch getrocknet und zerrieben viel Aroma. Die Zweige lassen sich zudem gut in Öl einlegen.

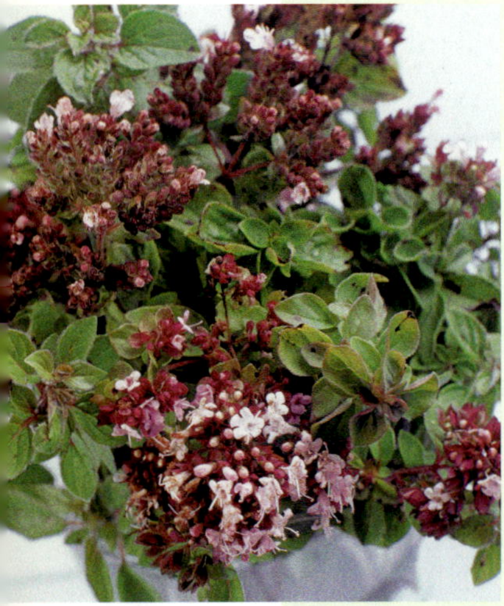

Der besondere Tipp

Schnelle Tomatensuppe

1 klein gehackte Zwiebel und 1 gepresste Knoblauchzehe in etwas Butter andünsten und dann mit 150 ml Gemüsebrühe ablöschen. Jetzt kommen 4 enthäutete Tomaten, je 1 Teelöffel gehackter Oregano und zerriebener Thymian dazu. Alles muss etwa 10 Minuten leicht köcheln, bevor die Suppe püriert, mit Crème fraîche verfeinert und mit etwas Salz abgeschmeckt wird. Einige Blätter Basilikum über die Suppe gestreut bereichern das Gericht optisch wie geschmacklich.

Verwendung

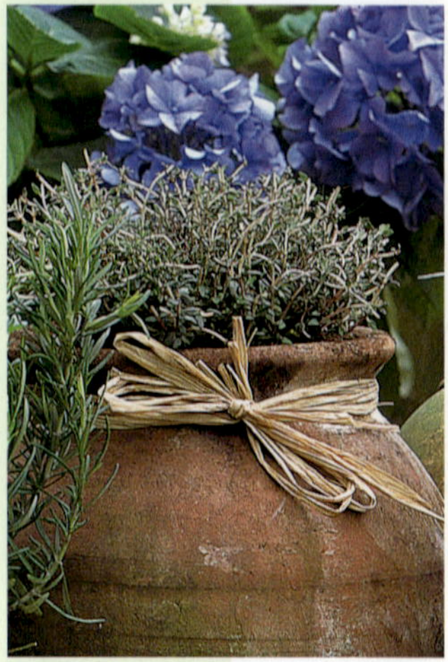

Kräuterküche:

Das klassische Pizzagewürz mit dem bitter herben Geschmack verleiht auch Suppen, Fleisch- und Nudelgerichten die richtige Würze. Es ist Bestandteil vieler Gewürzmischungen, unter anderem der berühmten »Kräuter der Provence«.

Heilwirkung:

Die Bitterstoffe regen die Gallentätigkeit an. Ein Tee aus 1 Esslöffel Kraut auf 1/4 Liter Wasser lindert Magen- und Darmerkrankungen wie Durchfall oder Blähungen. Mit Honig gesüßt ist er ein wirksames, schleimlösendes Hustenmittel.

Kosmetik:

Das ätherische Öl ist Basis vieler Kosmetikartikel.

Zierwert:

Oregano ist zur Blütezeit eine wahre Zierde und lockt dann Bienen, Schmetterlinge und viele andere, nützliche Insekten an. Er passt hervorragend in den Steingarten oder in den oberen Bereich einer Kräuterspirale. Auch im Balkonkasten oder Kübel gedeiht er gut. Die getrockneten Blütenstände machen sich sehr hübsch in kleinen Trockensträußen.

Wichtiger Hinweis:

Da Oregano die Magen-Darm-Tätigkeit stark anregt, sollten Schwangere auf die Einnahme von Tee und reinem ätherischem Öl verzichten. Letzteres kann die Haut reizen.

Petroselinum crispum
Petersilie

Lebensform:
∞

Standort:
☼ – ◐

Verwendung:
✕ ⚕ 🏆 ❀

Eigenschaften:
!

FAMILIE: Doldenblütler (*Apiaceae*)

HERKUNFT: Das Kraut hat seinen Ursprung im südlichen Europa, ist aber schon früh über die Alpen in nördliche Breiten gelangt. Bereits die alten Griechen und Römer waren von seiner Heil- und Würzkraft begeistert. Zwischenzeitlich etwas in Vergessenheit geraten, wurde die Petersilie im 15. Jahrhundert für die Küche wieder entdeckt.

MERKMALE: Petersilie ist zweijährig, bildet also im ersten Jahr Wurzel und Blattrosette und im Sommer darauf einen bis 60 cm hohen Blütenstängel mit gelblich grünen Blütendolden. Sobald die Samen heranreifen, wachsen kaum noch Blätter nach. Wurzeln und Blätter zeichnen sich durch einen hohen Vitamin-C-Gehalt aus. Ferner enthalten sie wichtige Mineralien wie Kalzium und Eisen und ätherisches Öl. Die Samen sind besonders reich an Petersilienkampfer.

SORTENTIPPS: Blattpetersilie gibt es mit krausen und glatten Blättern, wobei letztere etwas würziger schmeckt. Bekannte krause Sorten sind zum Beispiel 'Grüne Perle', 'Mooskrause' oder 'Smaragd'. 'Green River' hat stark gekrauste

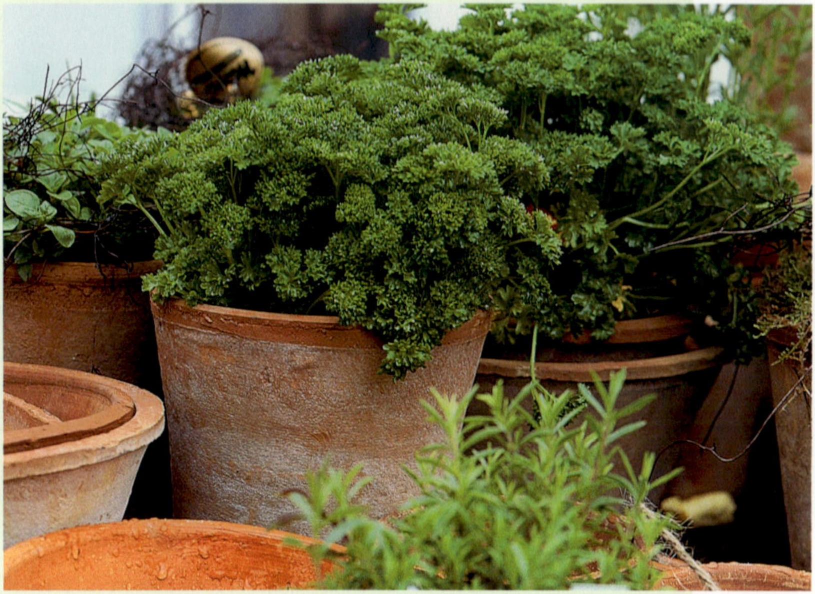

Blätter und ist sehr robust und kältetolerant. Glatte Blätter hat zum Beispiel die bekannte Sorte 'Gigante d'Italia'.

VERWANDTE ARTEN: Bei der Wurzelpetersilie oder Petersilienwurzel (*Petroselinum crispum* var. *tuberosum*) werden neben den Blättern vor allem die fleischigen Wurzeln genutzt.

STANDORT: Der Standort kann sonnig bis halbschattig sein. Für einen guten Ertrag ist ein nährstoffreicher, tiefgründiger und ausreichend feuchter Boden wichtig.

Kultur: Blattpetersilie kann schon ab Mitte März direkt ins Beet gesät werden, am besten in Reihen mit 15–20 cm Abstand. Durch Folgesaaten bis zum Sommer sichert man sich eine laufende Ernte. Bei Wurzelpetersilie wartet man noch etwa 4 Wochen, bis der Boden wärmer ist. Da es mehrere Wochen dauert, bis die Samen keimen, kann man das Saatgut mit Radieschensamen mischen. Diese keimen viel schneller und so verliert man seine Petersilie nicht aus den Augen. Samen und Pflanzen müssen immer gut feucht gehalten werden, vertragen aber keine Staunässe. Spät ausgesäte Petersilie bleibt auch im Winter grün, wenn man sie mit Reisig oder Folie abdeckt. Man kann sie auch in Töpfen auf der Fensterbank kultivieren.

Ernte: Von kräftigen Pflanzen können laufend frische Blätter geerntet werden, die sich auch gut einfrieren lassen. Die Wurzeln gräbt man im späten Herbst aus und schlägt sie in Sand ein. In einem kühlen Kellerraum halten sie recht lang. Wurzelstücke kann man auch einfrieren oder trocknen.

Der besondere Tipp

Klärendes Gesichtswasser bei unreiner Haut

Man überbrüht 2 Esslöffel klein gehackte Petersilie mit 1 Tasse Pfefferminztee und lässt diese 30 Minuten abgedeckt ziehen. Dann seiht man die Flüssigkeit ab und trägt das Gesichtswasser mit einem Wattebausch auf die gereinigte Haut auf.

VERWENDUNG

KRÄUTERKÜCHE:
Die Blätter verwendet man zum Würzen von Suppen, Soßen und Eierspeisen oder streut sie über Kartoffeln, Gemüsegerichte und Salate. Kräuterquark und -butter mit Petersilie sind ebenfalls sehr schmackhaft. Man gibt das frische Kraut erst kurz vor dem Servieren zu, da es beim Mitkochen Vitamine verliert. Die Wurzeln kann man in Suppen und Eintöpfen mitkochen.

HEILWIRKUNG:
Petersilie spendet reichlich Vitamin C. Sie wirkt blutreinigend und harntreibend und unterstützt die Blutbildung.

KOSMETIK:
Petersilienöl wird bei der Herstellung von Parfums verwendet. Frischer Petersiliensaft wirkt entzündungshemmend, mit ihm kann man unreine Haut abtupfen.

ZIERWERT:
Besonders die krausblättrige Petersilie macht in Terrakottatöpfen auf Balkon und Terrasse eine gute Figur.

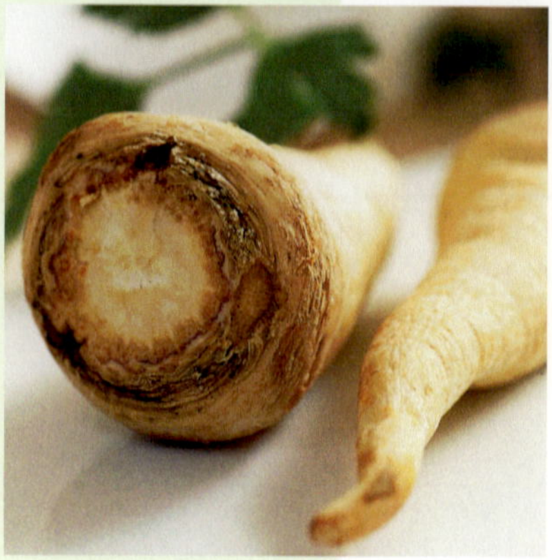

Petersilienwurzel

WICHTIGER HINWEIS:

Isolisertes Petersilienöl kann Leber und Nieren schädigen. Da es abtreibend wirkt, verzichten Schwangere besser auf die Einnahme von Petersilientee und -öl. In Blättern und Wurzeln sind jedoch nur geringe Mengen enthalten.

Pimpinella anisum

Anis

Lebensform:

⊙

Standort:

☼

Verwendung:

✕ ⚕ ❀

Familie: Doldenblütler (*Apiaceae)*

Herkunft: Anis war schon vor über 3000 Jahren im östlichen Mittelmeerraum ein beliebtes Gewürz. Von dort aus hat er sich rasch über die gesamten Mittelmeerländer verbreitet. Mit den Mönchen kam er in den Norden Europas. Die Hauptanbaugebiete liegen jedoch weiterhin im sonnigen Südeuropa.

Merkmale: Die einjährige Pflanze kann 50–70 cm hoch werden. Auffällig sind die drei verschiedenen Blattformen: Die unteren Blätter sind rundlich und gestielt, die mittleren sind dreilappig eingeschnitten und die oberen ganz schmal und tief eingeschnitten. Aus einer Blattrosette schieben sich die Blütenstängel empor, die sich im oberen Bereich verzweigen. Im Hochsommer erscheinen dann weiße Blütendolden, aus denen die bräunlichen, süßlich schmeckenden Spaltfrüchte heranreifen. Spaltfrüchte heißen sie deshalb, weil sie aus zwei Teilfrüchten bestehen. Sie enthalten in hohem Maß das ätherische Öl Anethol, daneben fettes Öl, Eiweiß und Zucker.

Verwandte Arten: Die Große Bibernelle (*Pimpinella major*) wächst auch in nördlichen Breiten wild am Straßenrand.

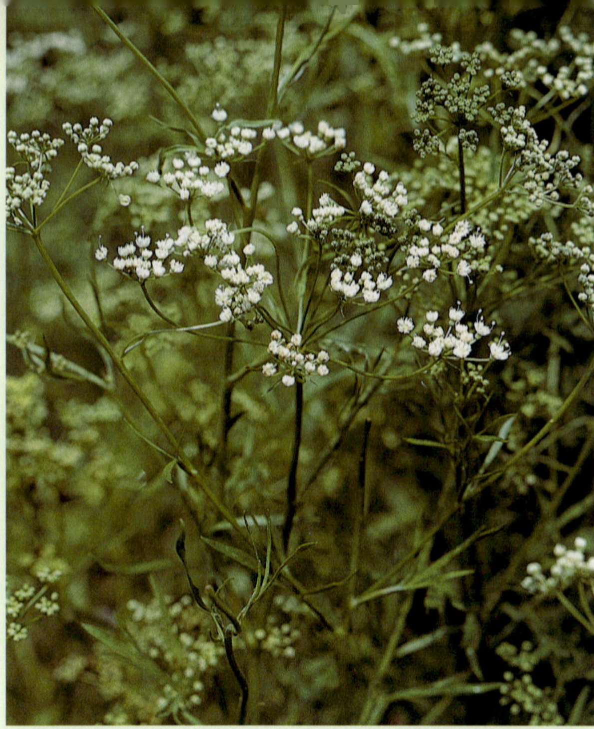

Ein Tee der getrockneten Wurzeln hilft bei bronchialen Infekten und Halsentzündungen. Aus den Wurzeln beider Arten wird ein Homöopathikum hergestellt.

STANDORT: Die Früchte reifen nur an einem sonnigen, warmen Platz gut aus. In nasskalten Sommern kann die Ernte schon einmal ausfallen. Der Boden ist idealerweise humos, kalkreich und gut wasserdurchlässig.

KULTUR: Anis kann man ab April direkt ins Beet aussäen. Empfehlenswert ist jedoch eine frühe Aussaat mit

Vorkultur im Haus, denn dann reifen die Samen schneller aus. Die Samen des Dunkelkeimers müssen gut mit Erde bedeckt werden. Es kann mehrere Wochen dauern, bis sie keimen. Die jungen Pflanzen werden später im Abstand von 25 x 25 cm ausgepflanzt. Besonders in der ersten Zeit sollte der Boden schön locker und unkrautfrei gehalten werden.

ERNTE: Der richtige Erntezeitpunkt ist gekommen, wenn sich die Samen bräunlich färben. Dann kann man entweder die reifen Samenstände oder die ganze Pflanze schneiden. Die Samen werden auf ein Tuch ausgeschüttelt und müssen dann noch einige Zeit nachtrocknen. Sie lassen sich ohne Aromaverlust einige Zeit lagern. Das frische Laub kann man den ganzen Sommer über ernten.

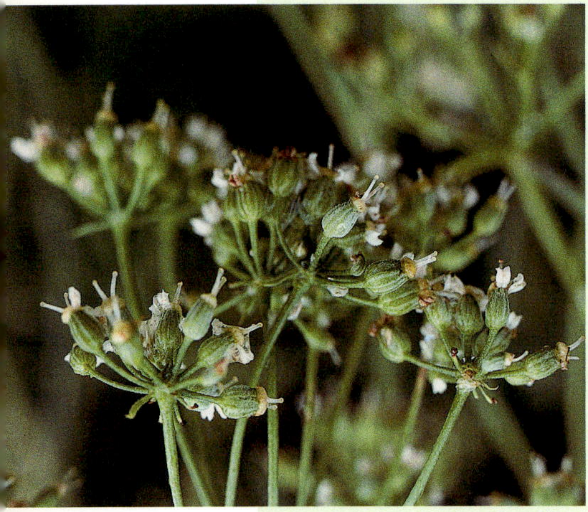

DER BESONDERE TIPP

ANISPLÄTZCHEN

3 Eier und 250 g Zucker schaumig rühren und mit 250 g Mehl, 1 Prise Salz und 1 Teelöffel Anispulver vermengen. Von diesem Teig mit zwei Teelöffeln kleine Häufchen auf ein gefettetes oder mit Backpapier ausgelegtes Blech setzen. 1 Nacht an einem warmen Platz ruhen lassen, dann etwa 30 Minuten bei 150–160 °C im Ofen backen.

VERWENDUNG

KRÄUTERKÜCHE:
Anis wird für Brote und Backwaren verwendet, daher wird er auch mancherorts »Brotsamen« genannt. Er würzt Süßspeisen, zum Beispiel Obstsalate, und ist unverzichtbarer Bestandteil vieler Weihnachtsplätzchen. Suppen, Soßen und gekochtem Wurzelgemüse verleiht er eine süßliche Note. Nicht zu vergessen ist der Anisschnaps. Das Aroma entfaltet sich besonders kräftig, wenn man die Samen vor der Verarbeitung zerreibt oder mahlt. Die frischen Blätter kann man Salaten und Suppen zugeben. Das intensive Aroma sorgt zusätzlich für frischen Atem.

HEILWIRKUNG:
Das Gewürz regt die Gallentätigkeit an und fördert die Verdauung. Es macht schwere, fette Speisen bekömmlicher. Deshalb ist es im Orient Brauch, nach dem Essen einige Anissamen zu kauen. Anis ist auch ein beliebtes Hustenmittel, da es schleimlösend und reizstillend wirkt. Bei stillenden Müttern fördert Anis den Milchfluss.

ZIERWERT:
Die üppigen Doldenblüten sind im Sommer eine Zierde im Kräutergarten.

Portulaca oleracea
Portulak

Lebensform:
⊙

Standort:
☼

Verwendung:
🍴 ⚕

FAMILIE: Portulakgewächse (*Portulacaceae*)

HERKUNFT: Seinen Ursprung hat Portulak vermutlich in Vorderindien, doch ist er schon lange Zeit im Mittelmeerraum eingebürgert. Vor einigen Jahrhunderten gelangte er dann nach Nord- und Mitteleuropa, wo er auch als Burzel- oder Purzelkraut bekannt ist. Wegen seines hohen Vitamin-C-Gehaltes wurde er früher gegen Skorbut eingesetzt.

MERKMALE: Sommer- oder Gemüse-Portulak ist einjährig und wird mit den rötlichen, stark verzweigten Trieben je nach Platzangebot 15–30 cm hoch. Wie die Stängel sind auch die rundlich ovalen Blätter saftig und fleischig. Zwischen den Blättern schauen im Sommer kleine, gelbliche Blüten hervor. Portulak ist sehr vitaminreich und enthält ätherisches Öl.

SORTENTIPPS: Neben grünblättrigem Portulak gibt es auch Sorten mit gelben und breiten Blättern.

VERWANDTE ARTEN: Winterportulak (*Montia perfoliata*) wird wie Spinat kurz vor der Blüte geerntet. Er schmeckt

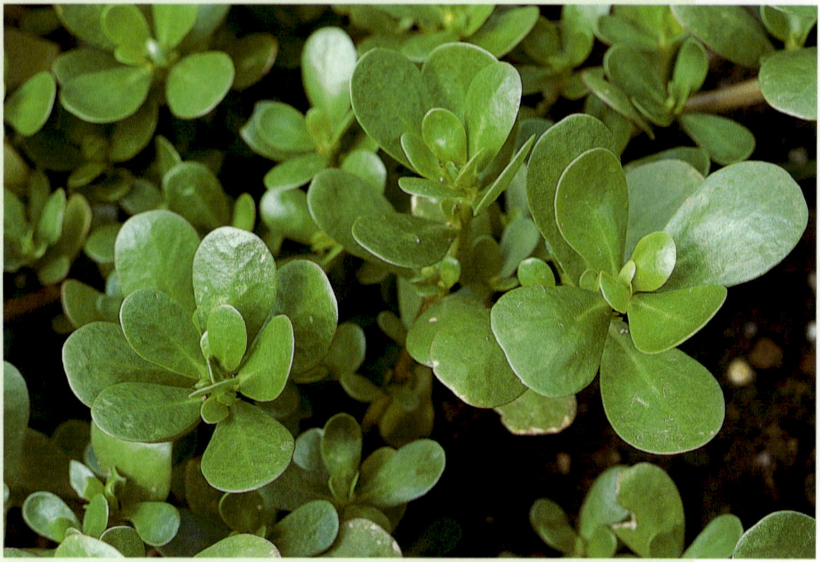

als Salat oder als gedünstetes Gemüse, genauso wie das Sibirische Tellerkraut (*M. sibirica*). Letzteres wächst auch in schattigen Bereichen von Obstbäumen noch gut.

STANDORT: Ein sonniges, vor Wind geschütztes Beet mit sandiger, gut wasserdurchlässiger Erde ist für das Wachstum ideal.

KULTUR: Portulak ist sehr wärmebedürftig und wird daher erst ab Mai ins Freiland ausgesät. Das kann man bis Anfang September alle drei Wochen wiederholen. Gesät wird in Reihen von 20 cm Abstand, das Saatgut wird leicht angedrückt und anschließend nur mit wenig Erde bedeckt. Eine regelmäßige Bewässerung ist wichtig, damit sich die fleischigen Blätter gut entwickeln können. Der Boden sollte möglichst unkrautfrei sein.

Ernte: Die jungen, saftigen Blätter können meist schon drei bis vier Wochen nach der Aussaat geerntet werden. Nach der Blüte schmecken sie allerdings bitter. Sie lassen sich nicht konservieren, doch ist es einen Versuch wert, die Pflanze den Winter über auf der Fensterbank zu ziehen.

Der besondere Tipp

Portulaksalat mit Spargel

Die Spitzen von 1 kg Spargel in 30 g Butter, 1 Prise Zucker und 3 Esslöffeln Wasser etwa 10 Minuten dünsten. In der Zwischenzeit 200 g Zuckerschoten waschen, putzen und dann noch 1–2 Minuten mit dem Spargel mitdünsten. Während das Gemüse abkühlt, 100 g Portulak waschen und abtrocknen. Dann 30 g Walnusskerne klein hacken. 2 Esslöffel Obstessig, 2 Teelöffel Apfeldicksaft und 5 Esslöffel Walnussöl zu einer Soße verrühren, darin den Salat wenden. Zusammen mit den Spargelköpfen und den Zuckerschoten auf Tellern verteilen und mit den Walnussstückchen anrichten.

Verwendung

Kräuterküche:

Portulak wird frisch zu Salat, Suppen oder Soßen verarbeitet. Man kann ihn auch wie Spinat dünsten. Er schmeckt etwas herb und salzig. Wem er zu bitter ist, der kann ihn vor der Verwendung kurz in heißes Wasser tauchen.

Heilwirkung:

Das Kraut lindert Magenschmerzen und Sodbrennen, der Tee wirkt beruhigend. Wegen seiner blutreinigenden Wirkung ist Portulak ein idealer Begleiter von Frühjahrskuren. Auch Patienten mit einem hohen Cholesterinspiegel sollten ihn regelmäßig auf dem Speiseplan haben.

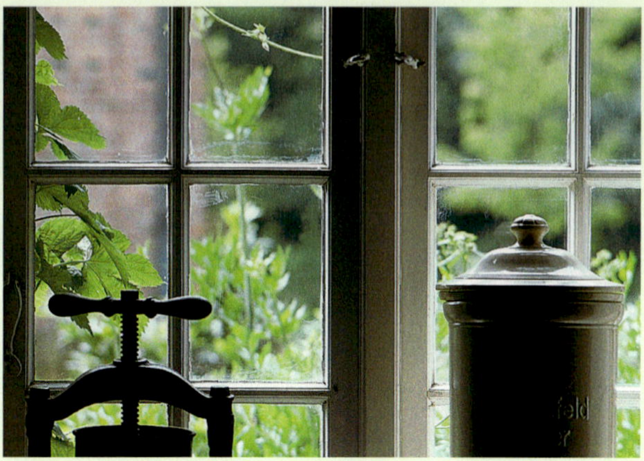

Rheum rhabarbarum
Rhabarber

Lebensform:
∞

Standort:
☼ – ◐

Verwendung:
✕ ⚕ 🏆 ❀

Eigenschaften:
!

FAMILIE: Knöterichgewächse (*Polygonaceae*)

HERKUNFT: Die Urform des Rhabarbers oder Rhapontik, wie er auch genannt wird, stammt aus Ostasien. Mittlerweile ist der schmackhafte Vitaminspender mit seinen Kultursorten aus unseren Gemüsegärten nicht mehr wegzudenken.

MERKMALE: Der Gewöhnliche Rhabarber ist eine ausdauernde Staude, die mit ihrer kräftigen, fleischigen Wurzel im Boden überdauert. Jedes Frühjahr treibt sie mit ihren großen, gewellten Blättern wieder aus. Die je nach Sorte grünen oder roten Blattstiele können bis 90 cm lang werden. Im Mai blüht die Pflanze gelblich weiß. Rhabarber enthält viele Vitamine und Mineralstoffe, vor allem Vitamin C und Eisen. Apfelsäure verleiht ihm den typischen Geschmack. Die Blätter sind nicht zum Verzehr geeignet, da sie viele Giftstoffe enthalten.

SORTENTIPPS: 'Holsteiner Blut' und 'Vierländer' haben rote Stiele und rotes Fruchtfleisch, 'The Sutton' ist grünfleischig.

VERWANDTE ARTEN: Wurzelextrakte und -tees des Handlappigen oder Medizinal-Rhabarbers (*Rheum palmatum*)

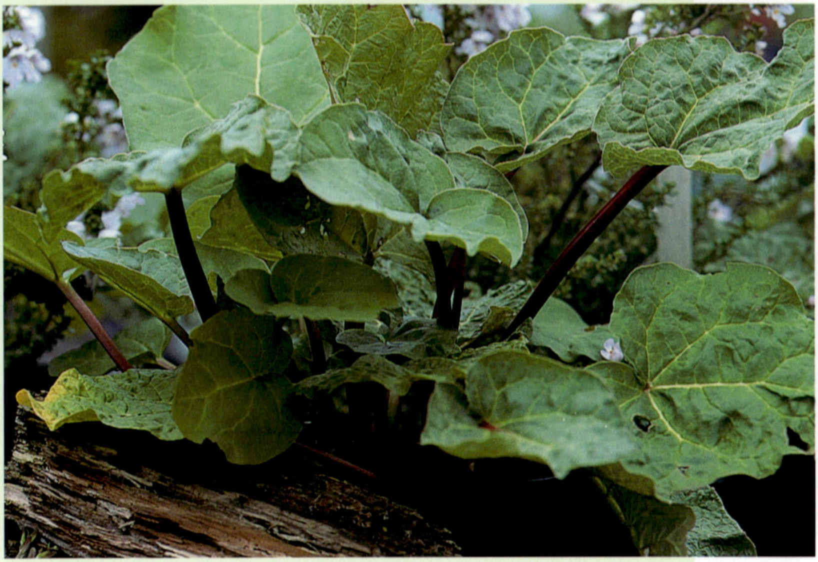

wirken abführend und helfen bei Magen- und Darmentzündungen. Die Zierform 'Tanguticum' bezaubert mit großen, roten Blütenripsen.

STANDORT: Die Pflanze sollte sonnig bis halbschattig stehen, denn im Schatten bleiben die Stiele dünn. Wegen des hohen Nährstoffbedarfs und der langen Wurzeln muss der Boden tiefgründig, locker, humos und nährstoffreich sein. Die Pflanze kann bis zu 10 Jahren an einem Platz bleiben.

KULTUR: Rhabarber ist als Saatgut erhältlich, doch dauert die Anzucht aus Samen sehr lang. Besorgen Sie sich bei Ihrem Gärtner einen Wurzelstock, der im Herbst oder Frühjahr gepflanzt werden kann. Dabei sollten die Knospen dicht unter der Erdoberfläche sitzen und die Triebe aus dem Boden schauen. Oder fragen Sie Ihren Nachbarn, ob er gerade vorhat, ein älteres Exemplar zu teilen. Geben Sie der Pflanze ausreichend Platz, 1 x 1 m sollte schon sein. Rhabarber muss immer gut gewässert werden, die Blütenstände bricht man am besten sofort aus. Die Ernte lässt sich beschleunigen, indem man die Pflanzen im Spätwinter mit Folie, Vlies oder Kisten abdeckt.

Ernte: Die dicken Blattstiele können bis Ende Juni geerntet werden. Sie werden nicht geschnitten, sondern herausgedreht. Dabei sollten immer einige Stiele stehen bleiben, damit die Pflanze nicht zu sehr leidet. Sie werden enthäutet und roh oder gekocht verzehrt.

Der besondere Tipp

Rhabarber-Nachtisch

500 g in Stücke geschnittenen Rhabarber mit 125 g Zucker, 1 abgeschälten Zitronenschale und 1/4 Liter Wasser andünsten. In der Zwischenzeit 60 g Speisestärke mit 2 Eigelb und 1/4 Liter Apfelwein oder Apfelsaft verrühren, zur Rhabarbermasse hinzugeben und 1 Minute mitkochen. Zum Schluss steifen Eischnee unterheben und die Creme in eine Schüssel füllen. Dazu schmeckt Vanillesoße oder Sahne.

Verwendung

Kräuterküche:
Die Stiele werden zu Kompott, Marmelade oder Saft verarbeitet. Sie sind ein saurer, aber leckerer Kuchenbelag, dessen Säure durch eine süße Nußbaiserdecke gemildert werden kann.

Heilwirkung:
Hervorzuheben ist der hohe Vitamin- und Mineralstoffgehalt. Medizinal-Rhabarber wirkt abführend und hilft bei Magenleiden.

Kosmetik:
Eine Spülung mit Rhabarberwurzel hellt blondes Haar auf. Dafür wird 1 Hand voll zerkleinerte Wurzel 15 Minuten in 1/4 Liter Wasser aufgekocht, nach dem Abkühlen gefiltert und als letzte Spülung über das Haar gegeben. Für Dunkelhaarige ist diese Naturtönung nicht geeignet.

Wichtiger Hinweis:

Die Blätter des Gewöhnlichen Rhabarbers sind wegen des hohen Gehaltes an giftiger Oxalsäure ungenießbar. Schwangere sollten auf die Einnahme von Medizinal-Rhabarber verzichten.

Zierwert:
Rhabarberpflanzen sind im Gemüsebeet eine imposante Erscheinung. Dabei sind vor allem die rotstieligen Sorten sehr attraktiv.

Rosmarinus officinalis
Rosmarin

Lebensform:
∞

Standort:
☼

Verwendung:
✕ 𝔄 🏆 ❀

Eigenschaften:
!

FAMILIE: Lippenblütler (*Lamiaceae*)

HERKUNFT: Rosmarin stammt aus dem Mittelmeerraum, wo er häufig wild wachsend an den Küsten vorkommt. Die Pflanze war schon den alten Römern und Griechen heilig. Sie galt ihnen als Glücksbringer, und auch vor bösen Geistern sollte sie schützen. Heute ist Rosmarin aus der mediterranen Küche nicht mehr wegzudenken.

MERKMALE: Der Strauch kann am Heimatstandort bis zu 2 m hoch werden. In nördlichen Breiten bleibt er meist kleiner. Dort ist er auch nicht ausreichend frosthart. Charakteristisch sind die nadelartigen, unterseits gräulich behaarten Blätter. Im Frühjahr blüht er mit hellblauen, weißen oder rosa Blüten, die in den Blattachseln sitzen. Die aromatisch duftenden Blätter enthalten viel ätherisches Öl, das zu einem großen Teil aus Kampfer besteht. Daneben finden sich schleimlösende Saponine, Gerb- und Bitterstoffe.

SORTENTIPPS: 'Blauer Toskaner' und 'Benenden Blue' haben kräftig blaue Blüten, während 'Majorcan Pink' und 'Roseus' rosa und 'Albiflorus' weiß blühen. 'Prostatus' wächst

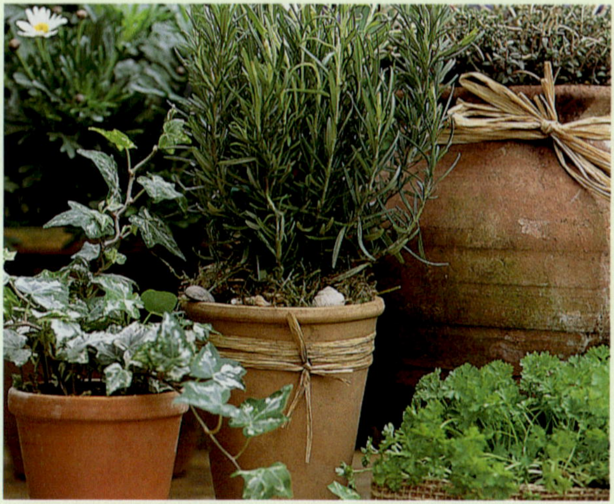

kriechend, 'Severn Sea' mit überhängenden Zweigen. 'Arp' und 'Veitshöchheim' zeichnen sich durch eine ausgeprägte Frosthärte aus.

Standort: Aufgrund seiner mediterranen Herkunft liebt es Rosmarin warm und sonnig. Humusreiche, sandige und wasserdurchlässige Böden sind ihm am liebsten.

Kultur: Soll die Ernte nicht lange auf sich warten, kauft man im Frühjahr am besten eine Pflanze. Da Rosmarin in vielen Sorten nicht frosthart ist, kann man ihn auch in einem hübschen Gefäß kultivieren. In wärmeren Gebieten kann er an einem geschützten Platz ausgepflanzt werden, sollte aber im Winter abgedeckt werden. Der Strauch verträgt Trockenheit besser als zu viel Nässe, ansonsten ist er pflegeleicht. Im Sommer geschnittene Stecklinge bewurzeln rasch. Im Winter steht er hell, bei 5–10 °C, und wird nur wenig gegossen. Im Frühjahr ist ein Rückschnitt angebracht.

Ernte: Blätter und Triebspitzen lassen sich das ganze Jahr über ernten und frisch verarbeiten. Man kann die Triebe gut trocknen, denn Rosmarin behält auch dann sein Aroma. Schneiden Sie die Pflanze behutsam, damit sie nicht zu viel von ihrer Schönheit einbüßt.

Der besondere Tipp

Kartoffelbeilage mit Rosmarin

Dafür eignen sich am besten junge, kleine Kartoffeln, die zunächst gut gereinigt werden. Man gibt sie zusammen mit ganzen, ungeschälten Knoblauchzehen, frischen Rosmarinzweigen und einigen zerdrückten, schwarzen Pfefferkörnern in einen Bräter oder eine Auflaufform. Die Mischung wird mit Meersalz bestreut und mit Olivenöl übergossen, bevor sie für 1,5–2 Stunden bei 175 °C in den Backofen kommt. Die Kartoffeln sollten ab und zu gewendet werden. Die Beilage passt hervorragend zu Grillfleisch, schmeckt aber auch gut mit einem Dip.

Verwendung

Kräuterküche:
Wegen des intensiven Geschmacks reicht häufig eine Spur Rosmarin, um Fleisch, Geflügel oder Fisch zu würzen. Auch an sommerliche Gemüseeintöpfe gehört das Gewürz unbedingt. Mit Rosmarin lässt sich leicht ein Kräuteröl und -essig ansetzen. Einfach 1 Zweig einige Tage in der Flüssigkeit ziehen lassen und dann entfernen.

Heilwirkung:
Rosmarin fördert die Verdauung genauso wie die Durchblutung. Wegen dieser Eigenschaft wird er als Basis von Rheumasalben genutzt. Das Kraut wirkt zudem anregend und stärkt die Nerven.

Kosmetik:
Das wertvolle Rosmarinöl ist Grundlage von Parfums und Kosmetika. Als Badezusatz ist Rosmarin stark anregend. Dazu werden 50 g Blätter mit 1 Liter Wasser erhitzt, 30 Minuten ziehen gelassen, abgeseiht und ins Badewasser gegeben.

Zierwert:
Rosmarin ist eine herrlich duftende Kübelpflanze, die unbedingt in die Nähe des Sitzplatzes gehört.

Wichtiger Hinweis:

Auf Rosmarin sollte während der Schwangerschaft verzichtet werden, da er die Gebärmuttermuskulatur anregt.

Rumex acetosa
Sauerampfer

Lebensform:
∞

Standort:
☀ – ◐

Verwendung:
✕ ⚕ ❀

Eigenschaften:
!

FAMILIE: Knöterichgewächse (*Polygonaceae*)

HERKUNFT: Der Große Sauerampfer ist eine in Europa heimische, mehrjährige Pflanze, die bevorzugt auf feuchten Wiesen und an Gewässerrändern wächst. Die Wildpflanze war bereits in der Antike als Heil- und Gewürzpflanze bekannt. Aus ihr wurde der großblättrige Garten-Sauerampfer (*Rumex rugosus*, früher *R. acetosa* var. *hortensis*) gezüchtet, der heute fast ausschließlich in den Gemüse- und Kräutergärten angebaut wird.

MERKMALE: Aus der kräftigen Pfahlwurzel der Staude treibt im Frühjahr ein Büschel mit pfeilförmigen Blättern aus, die bei den Kultursorten 20–30 cm lang sein können. Sie sind reich an Oxalsäure, Vitamin C und Eisen. Gerb- und Bitterstoffe verleihen ihnen den sauren, leicht bitteren Geschmack. Im frühen Sommer erscheinen kleine, rötlich getönte Blüten, die in Rispen auf rötlichen Stielen sitzen.

SORTENTIPPS: Sehr bekannt ist die großblättrige Sorte 'Belleville'. Eine Neuheit ist 'Profusion', die fast das ganze Jahr über große, zarte Blätter ausbildet. Die Sorte blüht nicht und ist nur als Jungpflanze erhältlich.

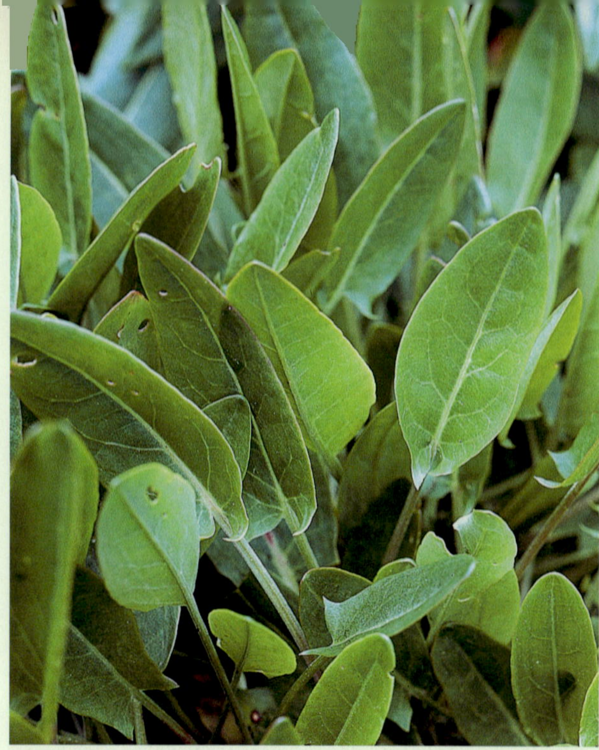

VERWANDTE ARTEN: Der in Europa wild wachsende Stumpfblättrige Ampfer (*Rumex obtusifolius*) kann wie sein großer Verwandter in der Küche verwendet werden. Der Blut-Sauerampfer (*R. sanguineus*) ist mit seinen rot geaderten Blättern sehr dekorativ, während der Schild-Sauerampfer (*R. scutatus*) insgesamt etwas kleiner ist als der Garten-Sauerampfer. Er eignet sich hervorragend für die Bepflanzung von Töpfen und Balkonkästen. Von ihm gibt es auch eine silberblättrige Form. Der Gemüseampfer oder Englische Spinat (*R. patienta*) enthält weniger Oxalsäure als die anderen Arten.

STANDORT: Die Pflanze wächst bevorzugt an schattigen bis halbschattigen Plätzen, zum Beispiel am Gehölzrand. In der Sonne bildet sie weniger zarte Blätter aus. Damit diese schön saftig werden, ist ein humoser, gut feuchter Boden wichtig.

KULTUR: Sauerampfer kann im Frühling oder auch im Sommer direkt an Ort und Stelle ausgesät werden. Weil die Pflanzen üppig wachsen, sollte man sie nicht zu dicht säen oder später vereinzeln. Man kann sie auch als Jungpflanze kaufen oder größere Pflanzen einfach teilen. Die Pflanze muss immer gut feucht gehalten werden. Die Blätter werden kräftiger, wenn man die Blütentriebe frühzeitig ausbricht. Das verhindert auch, dass sich die Pflanze selbst aussät. Empfehlenswert ist, den Standort alle 3–5 Jahre zu wechseln.

ERNTE: Am besten schmecken junge, zarte Blätter, die man auch einfrieren kann. Die inneren Herzblätter sollten stehen bleiben, damit die Pflanze schnell wieder austreibt.

DER BESONDERE TIPP

SAUERAMPFERGEMÜSE

2 Zwiebeln fein hacken und in 2 Teelöffeln Olivenöl andünsten. 500 g Sauerampferblätter und 1 Kopfsalat waschen und tropfnasss in Streifen schneiden, 3 Knoblauchzehen schälen und mit Salz andrücken. Alles zu den Zwiebeln geben, mit Salz und Pfeffer würzen und zugedeckt bei milder Hitze 10 Minuten garen. 3 Eigelb mit 4 Esslöffeln Sahne verquirlen und unter das Gemüse rühren.

Verwendung

Kräuterküche:
Die gehackten Blätter sind roh oder gekocht Bestandteil von Suppen, Salaten und der Frankfurter Grünen Soße (Rezept s. S. 256). Sie lassen sich in Butter dünsten, mit Sahne und Eigelb angedickt ergeben sie eine nahrhafte Gemüsebeilage.

Heilwirkung:
In geringen Mengen wirkt Sauerampfer blutreinigend und fördert die Verdauung. In der Homöopathie wird er gegen Erkältungen und Magen-Darm-Erkrankungen eingesetzt.

Zierwert:
Sauerampfer ist eine Alternative für den schattigen Staudengarten. Der Blut-Sauerampfer ist mit seinen roten Blattadern eine besondere Zierde.

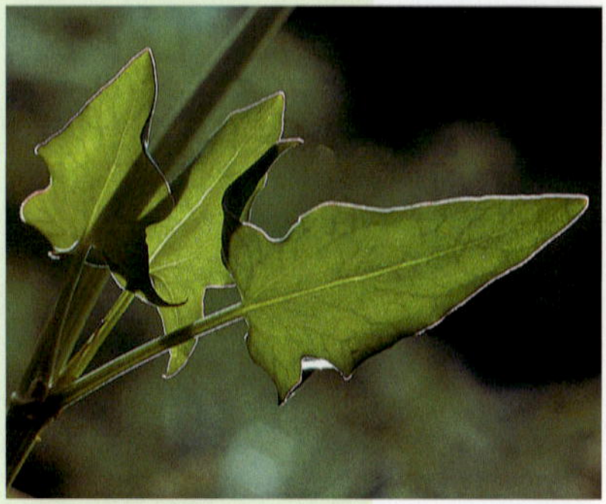

Schild-Sauerampfer

Wichtiger Hinweis:

Durch den hohen Gehalt an Oxalsäure kann es bei empfindlichen Personen und Kindern zu Erbrechen und Durchfall kommen. Bei Rheuma und Arthritis können sich die Beschwerden verschlimmern. Mehr als 2 Tassen Tee (2 Teelöffel Kraut auf 1/4 Liter Wasser) pro Tag sollte man nicht trinken.

Ruta graveolens
Weinraute

Lebensform:
∞

Standort:
☼

Verwendung:
⚔ ⚕ 🏆 ❀

Eigenschaften:
!

FAMILIE: Rautengewächse (*Rutaceae*)

HERKUNFT: Die Weinraute ist ein typisches Gewächs des Mittelmeerraumes, wo sie schon seit Jahrhunderten als Duft- und Heilpflanze geschätzt wird. Mönche brachten die Pflanze in den Norden Europas, wo sie im Mittelalter vor allem bei Augenkrankheiten eingesetzt wurde. Daher stammt auch ihr Name »Augenraute«. Das Kraut wurde mit Erfolg gegen die Pest eingesetzt, da es mit seinem Geruch die Ratten als Krankheitsüberträger vertrieb.

MERKMALE: Der Halbstrauch, auch Duftraute genannt, wächst aufrecht und wenig verzweigt 50–80 cm hoch. Die blaugrünen, gefiederten Blätter sind wechselständig angeordnet und duften aromatisch nach Wein. Hält man sie gegen das Licht, kann man die zahlreichen Öldrüsen erkennen. Im Sommer bilden sich gelbliche Blüten in lockeren Rispen am Zweigende. Die Pflanze enthält neben ätherischem Öl den Wirk- und Duftstoff Kumarin, Gerb- und Bitterstoffe sowie Harze.

SORTENTIPP: 'Jackman's Blue' wächst kompakter als die Art und hat intensiv blaugrüne Blätter.

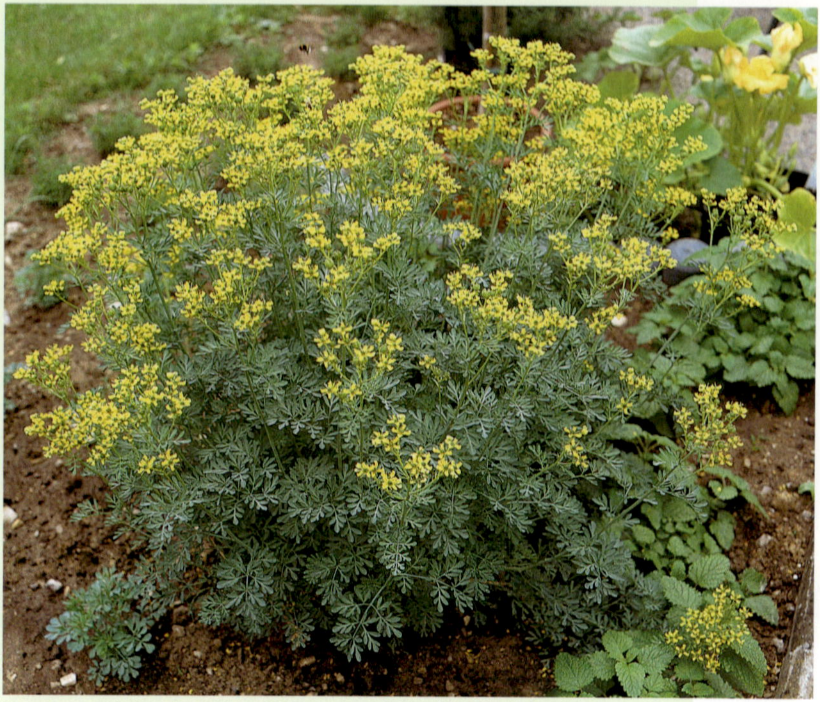

STANDORT: Weinrauten gedeihen am besten an warmen, sonnigen und eher trockenen Plätzen. Der Boden kann steinig und mager sein, auf jeden Fall aber gut wasserdurchlässig.

KULTUR: Für den privaten Hausgebrauch ist eine Pflanze ausreichend, die man im Frühjahr am besten in der Gärtnerei kauft. Später kann man sie teilen oder über Stecklinge vermehren. Eine Aussaat ist auch möglich, aber langwieriger. Einmal im

Garten angesiedelt, sät sich die Weinraute leicht selbst aus. Gönnen Sie der Pflanze ausreichend Platz, ein Abstand von 30 x 40 cm ist empfehlenswert. Zum Winter hin sollte die Weinraute angehäufelt werden, in kalten Gegenden empfiehlt sich eine leichte Abdeckung. Wird der Strauch im Frühjahr bis auf 10–20 cm zurückgeschnitten, verzweigt er sich buschig.

ERNTE: Die bitter aromatischen Blätter kann man den ganzen Sommer über, und meist auch noch im Winter, frisch verwenden. Sie behalten auch getrocknet oder in Öl eingelegt viel Aroma. Da sie sehr intensiv schmecken, reichen kleine Mengen aus.

DER BESONDERE TIPP

BERUHIGUNGSTEE

Dieser empfehlenswerte Tee besteht aus einer Kräutermischung. Sie enthält je 10 Teile Weinraute und Baldrian, je 15 Teile Melisse, Mistel und Weißdornblüten sowie 5 Teile Kümmel. Von dieser Mischung werden 2 Teelöffel mit 1/4 Liter warmem Wasser übergossen und 10 Stunden lang stehen gelassen. Davon trinkt man 2–3 Tassen pro Tag. Bei purem Rautentee wird 1 Teelöffel Kraut mit 1/4 Liter kochendem Wasser abgebrüht und nach 5 Minuten abgeseiht. Wegen der Nebenwirkungen sollten maximal 2 Tassen pro Tag getrunken werden.

VERWENDUNG

KRÄUTERKÜCHE:
Die fein gehackten Blätter würzen Salate und Kräutersoßen. Lammfleisch, Geflügel und Pasteten verleihen sie eine besondere Note, und auch zu Käse passen sie sehr gut. Weinraute ist in der »Hamburger Aalsuppe« genauso unverzichtbar wie in gutem Grappa.

HEILWIRKUNG:
Weinraute wirkt gefäßerweiternd. Deshalb helfen geringe Dosen bei Kopfschmerzen, besonders in der Augenregion. Der Tee ist ebenfalls hilfreich bei unregelmäßiger Menstruation, denn die Inhaltsstoffe wirken krampflösend. Beachten Sie bei selbst hergestelltem Tee und homöopathischen Präparaten stets die Dosierungsempfehlung.

KOSMETIK:
Das ätherische Öl ist Grundlage einiger Parfums. Weinraute in Duftkissen vertreibt Motten aus dem Kleiderschrank.

ZIERWERT:
Mit den leuchtend gelben Blüten über den graugrünen Blättern ist die Weinraute ein attraktiver Farbgeber. Sie passt besonders gut in den Steingarten und soll mit ihrem Geruch Hunde, Katzen und böse Geister vertreiben.

WICHTIGER HINWEIS:
Empfindliche Personen reagieren bei Berührung mit Hautausschlägen, vor allem in Verbindung mit Sonne. Ein Überschreiten der empfohlenen Dosierungen kann Wehen auslösen, deshalb sollten Schwangere auf die Einnahme von Weinraute verzichten.

Salvia officinalis

Salbei

Lebensform:
∞

Standort:
☼

Verwendung:
✕ ☤ 🏆 ❀

Eigenschaften:
!

FAMILIE: Lippenblütler (*Lamiaceae*)

HERKUNFT: Der Echte Salbei kommt aus dem Mittelmeerraum, wo er bevorzugt in den Küstenregionen wächst. Seit Jahrhunderten wird er auch im nördlichen Europa als Heil- und Gewürzpflanze geschätzt. In einem Kräuterbuch aus dem 10. Jahrhundert ist zu lesen: »Warum sterben die Menschen an Krankheiten, wenn in den Gärten Salbei wächst?«

MERKMALE: Der immergrüne, leicht verholzende Halbstrauch kann bis 60 cm hoch werden. Charakteristisch sind die länglichen, graugrünen, samtig behaarten Blätter mit dem intensiven Geruch. Im Sommer thronen darüber violettblaue Lippenblüten in dichten Scheinähren. Die Blätter enthalten reichlich ätherisches Öl, unter anderem mit Kampfer, daneben auch Gerb- und Bitterstoffe sowie schleimlösende Saponine.

SORTENTIPPS: Die buntblättrigen Sorten sind besonders apart. Die grünen Blätter von 'Icterina' sind gelb gerandet, die Blätter von 'Tricolor' dagegen grün-weiß-rosa. 'Purpurascens' hat dunkelrote Blätter, die äußerst reich an wertvollen Inhaltsstoffen sind.

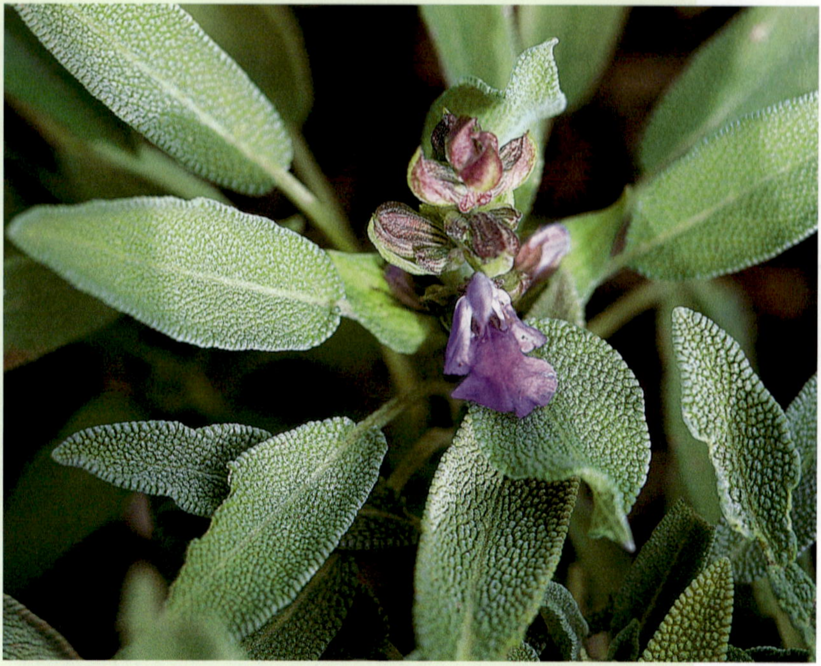

VERWANDTE ARTEN: Der Muskateller-Salbei (*Salvia sclarea*) duftet intensiv nach Moschus. Er eignet sich für Duftsträuße und Kräuterkissen und verleiht Wein, Marmeladen und Kompott eine besondere Note. Zudem ist er Bestandteil von Parfums und Kosmetika für den Mann, da der Duft auf Frauen anziehend wirken soll.

STANDORT: Die mediterrane Pflanze liebt es sonnig und warm. Der Boden sollte trocken und gut durchlässig sein.

KULTUR: Salbei kann man über Aussaat vermehren; leichter ist es jedoch, sich im Frühjahr eine Jungpflanze zu kaufen. Das hat zudem den Vorteil, dass man sich ein kleines Sortiment mit verschiedenen Sorten und Arten zusammenstellen kann. Größere Pflanzen lassen sich später teilen. Im Gegensatz zum Muskateller-Salbei schneidet man den Echten Salbei im Frühjahr zurück, damit er wieder gut austreibt. Im Winter sollte er abgedeckt werden.

ERNTE: Junge Blätter können bis zum Herbst frisch von der Pflanze gepflückt werden. Zum Trocknen schneidet man die Triebe kurz vor der Blüte. Am aromatischsten sind die Pflanzen im zweiten Standjahr.

DER BESONDERE TIPP

GRILLMARINADE MIT SALBEI

3 Stängel Salbeiblätter hacken und mit 1 zerdrückten Knoblauchzehe, der abgeriebenen Schale von 1 unbehandelten Zitrone, dem Zitronensaft, 6 Esslöffel Olivenöl, Salz und Pfeffer verrühren. Die Marinade wird über das Grillfleisch, zum Beispiel Lammkoteletts, gegeben und dann 2 Stunden kühl gestellt. Das Fleisch muss vor dem Grillen gut abtropfen.

Übrigens: Salbeiblätter in Öl und Butter angeröstet schmecken herrlich über Nudeln.

VERWENDUNG

KRÄUTERKÜCHE:

Die Blätter haben einen intensiven Geschmack und sollten vorsichtig dosiert werden. Sie passen zu Suppen, Fleisch- und Fischgerichten und werden nur kurz mitgekocht. Salbei ist Bestandteil von italienischen Kräutermischungen.

HEILWIRKUNG:

Das Kraut regt die Gallentätigkeit an und macht fette Speisen bekömmlicher. Es wirkt antiseptisch, desinfizierend und fördert die Wundheilung. Der Tee ist eine wirksame Gurgellösung bei Halsschmerzen und wirkt milchhemmend, was ihn zu einem bewährten Mittel während des Abstillens macht.

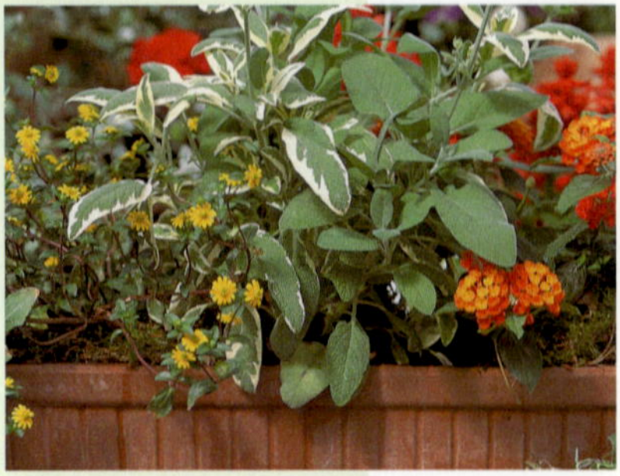

KOSMETIK:

Salbeiblätter als Wasch- oder Badezusatz wirken entzündungshemmend und helfen bei unreiner Haut.

ZIERWERT:

Blühender Salbei lockt Bienen und Schmetterlinge an. Er passt in den Gemüse- und Kräutergarten genauso wie in den Steingarten. Auch im Kübel wächst er gut. Sehr dekorativ sind seine buntblättrigen Zierformen.

WICHTIGER HINWEIS:

Salbei enthält den giftigen Wirkstoff Thujon und kann in großen Mengen giftig wirken. Mehr als 2–3 Tassen Tee pro Tag sollte man nicht trinken. Schwangere sollten besser auf die innerliche Anwendung von Salbeitee und -öl verzichten.

Sanguisorba minor
Pimpinelle

Lebensform:
∞

Standort:
☼ – ◑

Verwendung:
✕ 𝔄

Familie: Rosengewächse (*Rosaceae*)

Herkunft: Der Kleine Wiesenknopf, wie die Pimpinelle auch heißt, stammt wahrscheinlich aus dem Mittelmeergebiet und wächst auch bei uns wild auf trockenen Wiesen und an Wegrändern. Schon seit dem 16. Jahrhundert wird er als Gewürz- und Gemüsepflanze in Gärten kultiviert.

Merkmale: Die ausdauernde, frostharte Staude wird etwa 40 cm hoch. Aus der kräftigen, langen Pfahlwurzel bildet sich zunächst eine dichte Rosette von langstieligen Grundblättern. Die hellgrünen Laubblätter sind aus bis zu 17 Fiederblättchen zusammengesetzt. Die rötlichgrünen Blüten stehen in dichten Ähren und öffnen sich von Mai bis Juni. Die Pflanze hat einen angenehm würzigen Geruch.

Verwandte Arten: Der Große Wiesenknopf (*Sanguisorba officinalis*) wird etwa 1 m hoch und trägt rotbraune, winzige Blüten. Auch er wird als Küchenkraut verwendet, ist aber wegen seiner Zähigkeit weniger beliebt. Früher wurde er aufgrund seiner Gerbstoffe als blutstillendes Mittel sehr geschätzt,

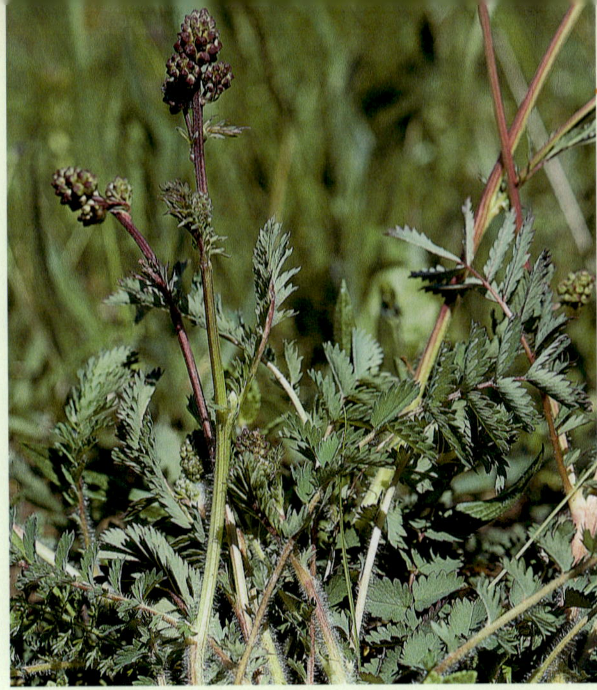

heute dient er als Gurgelmittel gegen Infektionen im Mundraum und gegen Krampfadern.

STANDORT: Der Kleine Wiesenknopf bevorzugt einen lockeren, kalkhaltigen Boden und volle Sonne, wächst aber auch im Halbschatten noch gut. Trockenheit verträgt die Pflanze eher als zu große Feuchtigkeit.

KULTUR: Die Samen der Pimpinelle werden im Frühjahr oder Frühsommer in einem Reihenabstand von 30 cm direkt ins Freiland ausgesät. Man kann die Staude aber auch durch Teilung älterer Pflanzen vermehren. Für eine natürliche Vermehrung lässt man einfach die Samenstände ausreifen und die Pollen vom Wind verbreiten. Doch um eine reichere Blattentwicklung zu erreichen, sollten die Blütenstände während des Sommers ausgeschnitten werden.

Ernte: Die gezähnten Blätter können von Mai bis November geerntet werden. Sie sollten frisch gehackt unter die Speisen gemischt werden. Beim Trocknen verliert das Kraut sein feines Aroma. Als einzige Konservierungsmethode bietet sich das Einfrieren von frischen Blättern an.

Der besondere Tipp

Grüne Sosse

Die Pimpinelle ist ein fester Bestandteil der Frankfurter Spezialität. Es gibt mittlerweile viele Rezepte für Grüne Soße, dieses stammt noch aus Großmutters Zeiten:

2 Eigelbe mit 2 Esslöffeln Senf verrühren und tropfenweise 8 Esslöffel Olivenöl und 2 Esslöffel Essig mit dem Schneebesen einrühren. Danach mit 250 g saurer Sahne, 100 g fein gehackten Kräutern (Pimpinelle, Petersilie, Schnittlauch, Kerbel, Sauerampfer, Borretsch, Brunnenkresse) und 2 fein gehackten, hart gekochten Eiern mischen. Dazu Pellkartoffeln reichen.

Verwendung

Kräuterküche:
Die Blätter des Kleinen Wiesenknopfes haben einen pikant-würzigen, leicht nussartigen, erfrischenden Geschmack. Ihr Geruch erinnert an Gurken. Sie werden fein gehackt und frisch über die Speisen gestreut. Kocht man sie mit, verlieren sie ihr Aroma. Der Geschmack passt hervorragend zu Eier- und Quarkspeisen, zu gedünstetem Fisch, zu Kartoffeln und Gemüse. Außerdem rundet die Pimpinelle Salate ab und ist auch auf Butterbroten sehr schmackhaft. Das Kraut kann in Öl und Essig konserviert werden. Gemischt mit Petersilie, Dill oder Estragon ist auch das Einsalzen möglich.

Heilwirkung:
Die Pflanze wirkt aufgrund ihrer Gerbstoffe blutreinigend und verdauungsfördernd und hat einen guten Ruf als herzstärkendes Mittel. In den Zeiten der Pest und anderer großer Seuchen wie der Cholera spielte die Pimpinelle eine große Rolle. Zahlreiche Sagen berichten von ihrer heilenden Wirkung. Heute wird sie in der Heilkunde aber nur noch am Rande eingesetzt.

Satureja montana
Bohnenkraut

Lebensform:
∞

Standort:
☼

Verwendung:
✕ 𝕬

FAMILIE: Lippenblütler (*Lamiaceae)*

HERKUNFT: Das ursprünglich aus Südeuropa stammende Winter- oder Berg-Bohnenkraut ist schon seit langer Zeit bei uns bekannt. Im 9. Jahrhundert brachten es Benediktinermönche vom Mittelmeerraum über die Alpen.

MERKMALE: Der etwa 40 cm hohe, winterharte Halbstrauch trägt lineal-lanzettliche, schmale, graugrüne Blätter. Die winzigen lavendelrosa bis purpurfarbenen Blüten erscheinen von Juli bis September. Sie stehen in aufrechten, dichten Ähren und ziehen besonders Bienen an.

VERWANDTE ARTEN: Das einjährige Sommer-Bohnenkraut (*Satureja hortensis*) mit weißen oder rosafarbenen Blüten passt mit seinem feineren, leicht pfeffrigen Geschmack besonders gut zu frischen grünen Bohnen und Wachsbohnen.

STANDORT: Das Winter-Bohnenkraut stellt wenig Ansprüche und gedeiht am besten auf leichten, kalkhaltigen Böden in warmer, sonniger Lage. Im Freien überwinternde Pflanzen sollten in unseren Breiten vor zu starkem Frost geschützt werden.

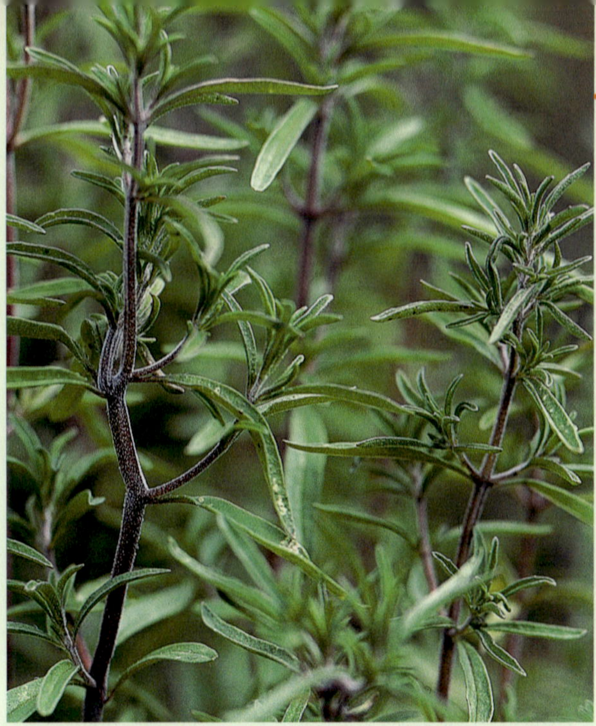

Kultur: Das Bohnenkraut wird meist durch Aussaat, seltener durch Teilung vermehrt. Gesät wird im April und Mai oder im August im Freien. Wie bei allen Lichtkeimern darf der Samen nur leicht mit Erde bedeckt werden. Der Reihenabstand sollte 30 cm betragen. Im Frühjahr werden die Triebe handhoch zurückgeschnitten.

Ernte: Die Blätter und jungen Triebe sollten am besten kurz vor der Blüte geerntet werden, weil sie dann ihr volles Aroma entfalten. Die Pflanze wird dicht über der Erde abgeschnitten und in Bündeln zum Trocknen aufgehängt.

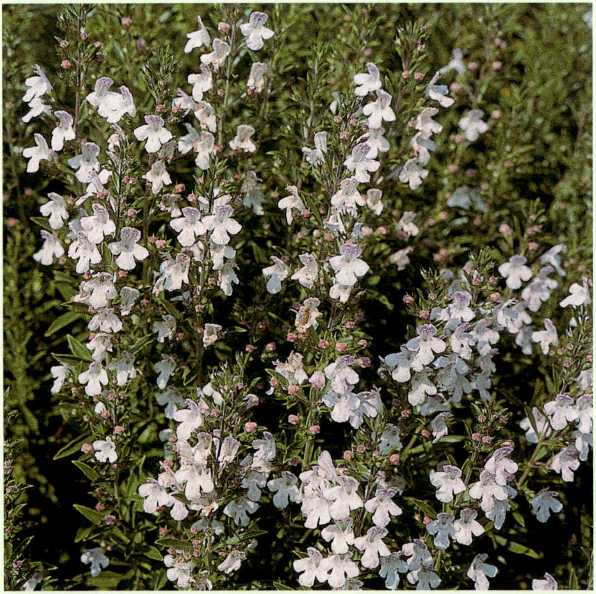

DER BESONDERE TIPP

BOHNENKRAUT-TEE

3 Teelöffel getrocknete oder frische Bohnenkrautblätter mit 1/4 Liter kochendem Wasser übergießen und 10 Minuten ziehen lassen. Danach abseihen und den Tee möglichst heiß trinken.

Verwendung

Kräuterküche:

Das intensiv nach Bohnen riechende Würzkraut verfeinert frisch oder getrocknet Bohnengerichte, Salate oder Schmorgerichte und gibt Tomatensoßen und Grillmarinaden den letzten Pfiff. Die Stängel werden im Ganzen mitgekocht. Junge Blätter können auch ganz oder gehackt zum Schluss dazugegeben werden. Bohnenkraut harmoniert sehr gut mit Salbei, Rosmarin, Knoblauch, Zwiebeln und Petersilie. Auch zur Aromatisierung von Speiseölen eignet sich das würzige Küchenkraut hervorragend. Dazu gibt man 3 Zweige in eine Flasche mit 300 ml hochwertigem Pflanzenöl (Oliven-, Distel- oder Erdnussöl) und lässt das Ganze verschlossen 1 Woche lang an einem mäßig warmen Ort ziehen. Danach abseihen, in eine saubere Flasche umfüllen und bis zur Verwendung kühl aufbewahren. Ein Kräutertee aus getrockneten Pflanzenteilen, der wegen des Geschmacks mit Honig gesüßt wird, regt den Appetit an, wirkt gegen Blähungen, löst Schleim und hilft gegen Husten.

Heilwirkung:

Bohnenkraut enthält ätherisches Öl und Gerbstoff. Im Mittelalter galt es als Allheilmittel, heute vertraut man auf seine magenstärkende, blähungshemmende, entkrampfende und keimtötende Wirkung. Auch bei Insektenstichen soll es, als Paste auf die betroffene Stelle gestrichen, Linderung bringen.

Sedum reflexum
Tripmadam

Lebensform:

∞

Standort:

☼

Verwendung:

FAMILIE: Dickblattgewächse (*Crassulaceae*)

HERKUNFT: Die auch unter dem botanischen Namen *Sedum rupestre* bekannte Felsen-Fetthenne ist seit Urzeiten in Europa beheimatet und gehörte in vergangenen Jahrhunderten zur Grundausstattung eines Kräutergartens. Im Mittelalter schrieb man ihr magische Kräfte zu. Sie wächst wild an trockenen und felsigen Plätzen oder auf sandigen Böden. Während der Feuchtperioden speichert sie in ihren sukkulenten Blättern Flüssigkeit.

MERKMALE: Die immergrüne, bis zu 10 cm hoch wachsende Staude hat auf der Erde liegende, fleischige, grün oder blau bereifte Sprosse. Ihre nadelartigen, spitzen, bläulich grünen, manchmal auch rötlichen Laubblätter sind fleischig verdickt und gaben der Pflanze wohl den aus dem Französischen abgeleiteten Namen »Tripmadam«, was soviel heißt wie »dicke Dame«. Die kleinen, gelben Blüten öffnen sich von Juni bis August in einer Scheindolde.

VERWANDTE ARTEN: Der Mauerpfeffer (*Sedum acre*), eine mattenbildende Staude, kommt als Wildpflanze nicht nur in

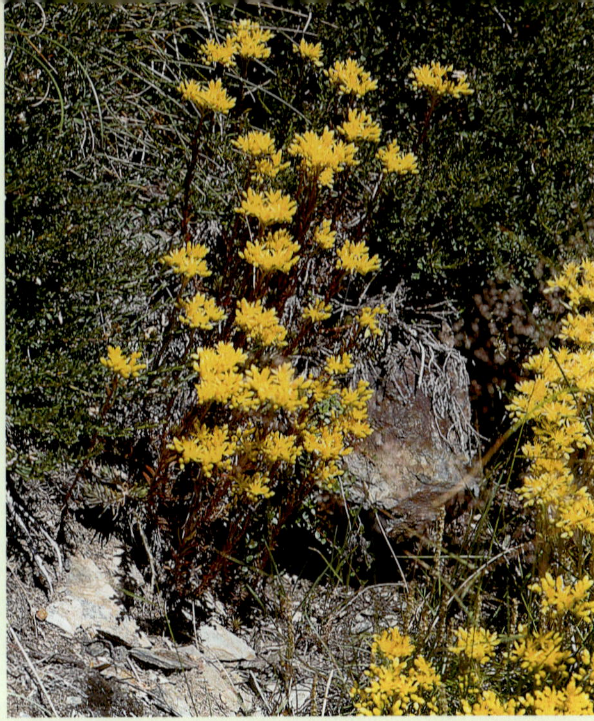

Europa, sondern auch in der Türkei und Nordafrika vor. Er ähnelt in Wuchs und Blüte der Felsen-Fetthenne. Seine sternförmigen, gelbgrünen Blüten erscheinen im Sommer. Die länglich eiförmigen Blätter schmecken brennend scharf und werden wegen ihrer Heilwirkung verzehrt. Schon Hippokrates verordnete das Kraut bei Entzündungen und Schwellungen. Die Weiße Fetthenne (*S. album*) mit einer Wuchshöhe von 15 cm hat stumpfe Blätter und weiße Blüten.

STANDORT: Die anspruchslose, ausdauernde Sukkulente gedeiht in sandigem Gartenboden in sonniger Lage. Aufgrund ihrer Wuchseigenschaften ist sie besonders für einen Steingarten oder für Beetumrandungen geeignet.

KULTUR: Die Pflanze kann leicht im Garten gezogen werden. Dazu sät man die kleinen Samen im zeitigen Frühjahr in ein Saatbeet oder an Ort und Stelle aus. Sie dürfen allerdings nur angedrückt und nicht mit Erde bedeckt werden. Einfacher ist es jedoch, im Frühjahr eine geteilte Pflanze oder einen Setzling beim Gärtner zu erstehen. Im Frühsommer können auch Grünstecklinge von nicht blühenden Sprossen genommen werden, die rasch Wurzeln bilden. Die Pflanzen benötigen einen Abstand von etwa 15 cm und sollten vorsichtig – nicht zu viel und nicht zu wenig – gegossen werden.

ERNTE: Die stachlig spitzen, graugrünen Blätter und die Triebspitzen nicht blühender Pflanzen können das ganze Jahr hindurch geschnitten werden. Zum Trocknen sind sie wegen ihrer fleischigen Struktur nicht geeignet. Eine Aufbewahrung ist nur gefroren möglich.

DER BESONDERE TIPP

NEUE KARTOFFELN

Fein gehackte, frische Blätter in zerlassene Butter geben und neue Kartoffeln darin schwenken. Das Aroma des Küchenkrauts ist nicht sehr ausgeprägt, so dass üppig gewürzt werden kann.

VERWENDUNG

KRÄUTERKÜCHE:

Die frisch geernteten und grob gehackten Blätter haben einen erfrischend säuerlichen Geschmack mit leichtem Bitteraroma. Sie verfeinern Salate und Kräuterdressings und dienen zum Würzen von Gemüse und Soßen.

HEILWIRKUNG:

Tripmadam enthält Gerbstoffe, die gegen Bluthochdruck und Arterienverkalkung wirken. Früher wurden die Blätter äußerlich bei Hämorrhoiden und Hautentzündungen zur Schmerzlinderung aufgelegt.

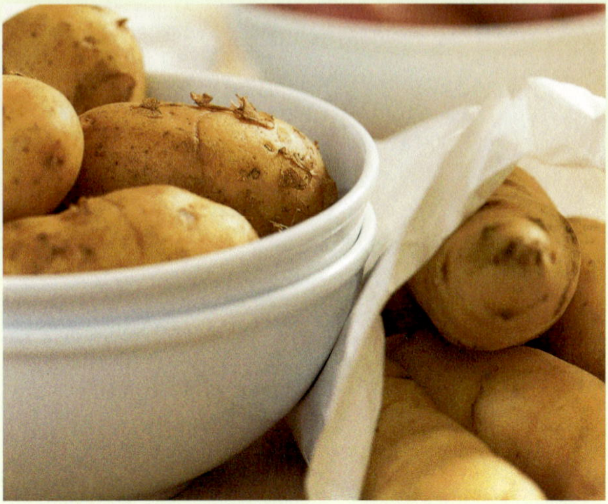

Sinapis alba
Senf

Lebensform:
⊙

Standort:
☼

Verwendung:
✕ 𝕬

Familie: Kreuzblütler (*Brassicaceae*)

Herkunft: Der Weiße Senf kommt ursprünglich im Mittelmeerraum und in Vorderasien bis Ostindien vor. Er gehört zu den alten Kulturpflanzen, die schon in der Bibel erwähnt wurden. Mit den Römern kam der Samen über die Alpen und wurde in unseren Breiten in Klostergärten angebaut. Seitdem ist der aus den Samen hergestellte Senf ein fester Bestandteil unserer Küche. Heute kommt der Weiße Senf auch hier als Wildpflanze vor.

Merkmale: Die einjährige Pflanze erreicht eine Höhe von etwa 1,20 m und trägt fast waagerecht vom Stängel abstehende Schoten. Die Samenkörner sind gelblich weiß, daher auch der Name. Die geteilten oder gefiederten Laubblätter sind ebenso wie der Stängel borstig behaart. Die als Doldentraube angeordneten hellgelben Blüten erscheinen im Sommer.

Verwandte Arten: Der Schwarze Senf (*Brassica nigra*) ähnelt in Wuchs und Aussehen dem Weißen Senf. Er wird jedoch etwas höher und seine Schoten stehen schräg aufrecht. Die schwarzen Körner schmecken würziger und intensiver.

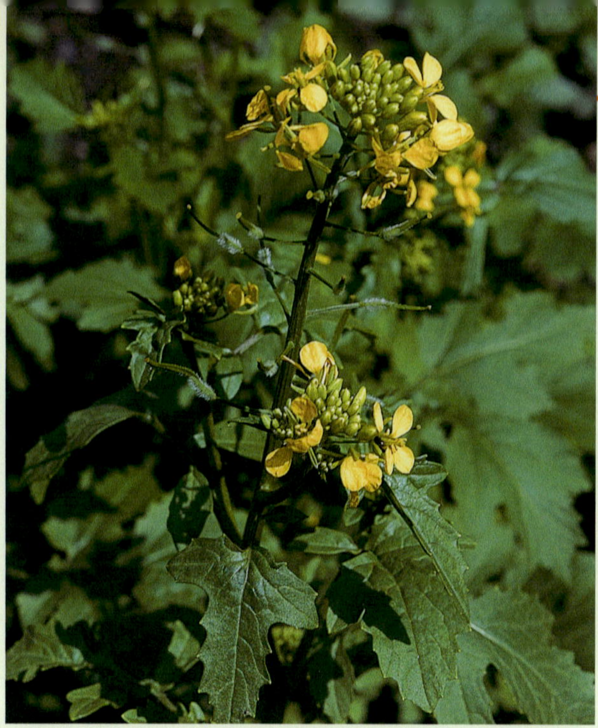

STANDORT: Der Weiße Senf ist recht anspruchslos. Er bevorzugt trockene, sonnige Lagen und gedeiht besonders gut in kalkhaltigen, humusreichen Lehm- und Sandböden. Mit anderen Kreuzblütlern, zum Beispiel Kohl, verträgt er sich nicht so gut.

KULTUR: Das Saatgut sollte von Frühjahr bis Frühsommer an einem sonnigen, warmen Platz entweder in einen Topf oder direkt ins Beet in einen Reihenabstand von etwa 25 cm ausgesät werden. Die jungen Pflanzen entwickeln sich zunächst langsam und müssen regelmäßig von Unkraut befreit werden. Düngergaben fördern den Ertrag.

Ernte: Im Sommer, sobald die Schoten vergilben, beginnt die Ernte der Senfkörner. Um einen optimalen Ertrag zu erzielen, werden die Pflanzen kurz über dem Boden abgeschnitten und zur Nachreife in kleine Sträuße gebunden. Danach werden die Samen zum Austrocknen dünn gelagert und mehrmals gewendet. Erst wenn sie völlig trocken sind, kommen sie zur Konservierung in verschließbare Gläser. Die jungen Blätter erntet man vor der Blüte.

Der besondere Tipp

Senfwickel

Diese Senfauflage galt früher – vor der Zeit der Antibiotika – als äußerst hilfreiches Hausmittel gegen starke Bronchitis:
1 Hand voll Senfkörner im Mörser fein zerstoßen, mit 4 Esslöffeln warmem Wasser übergießen und kurze Zeit stehen lassen, bis sich ein scharfer Senfölgeruch bildet. Ein Tuch mit dem Senfbrei tränken, auf die Brust legen und mit einem großen Wollschal oder Ähnlichem umwickeln. Den Wickel nach etwa 20 Minuten wieder entfernen.

VERWENDUNG

KRÄUTERKÜCHE:

Der Weiße Senf ist ein universelles Würzmittel, das vor allem zu herzhaften Gerichten und natürlich zu Würstchen aller Art passt. Er verfeinert jedoch auch kalte und warme Soßen und harmoniert hervorragend mit Ingwer, Zitrone und Zwiebeln. Die Körner werden entweder ganz verwendet oder bilden als Mehl zerrieben die Basis für amerikanischen Tafelsenf und den bayerischen süßen Senf. Die jungen, frisch verzehrten Blätter ergeben einen schmackhaften Salat.

HEILWIRKUNG:

Senfkörner bestehen zu etwa einem Drittel aus fettem Öl. Außerdem enthalten sie Eiweiß und Sinalbin, ein Glykosid, das den scharfen Geschmack bewirkt. Senf regt die Verdauung und den Stoffwechsel an, aktiviert den Kreislauf und heilt Entzündungen in der Mundhöhle.

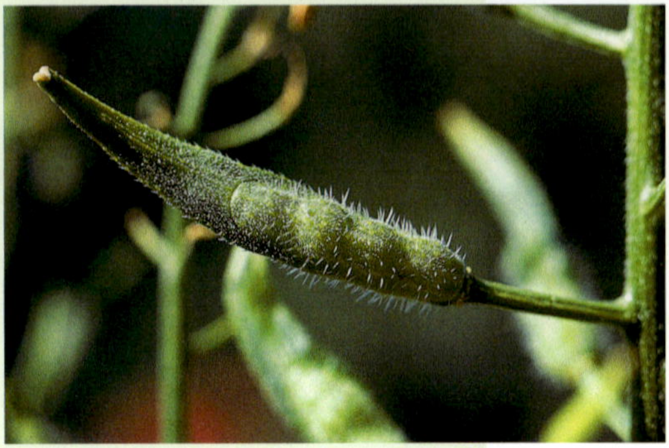

Solidago virgaurea
Goldrute

Lebensform:

∞

Standort:

☼ – ◑

Verwendung:

⚕ 🏆 ❀

Eigenschaften:

!

FAMILIE: Korbblütler (*Asteraceae*)

HERKUNFT: Die Gewöhnliche Goldrute gehört zu den bei uns heimischen Wildpflanzen und kommt vor allem an Flussufern sowie Weg- und Straßenrändern vor. Sie soll bereits von den Germanen als Wundmittel verwendet worden sein. Ebenso schätzte man die harntreibende Wirkung.

MERKMALE: Die frostharte Staude erreicht eine Höhe von etwa 1 m. Sie trägt lanzettliche, wechselständige Blätter. Von Spätsommer bis Frühherbst erscheinen in traubenartigen Rispen goldgelbe, 6–8 mm große Blütenköpfchen. Das Kraut enthält ätherisches Öl, Gerb- und Farbstoffe, Flavonoide sowie Zitronen- und Oxalsäure.

STANDORT: Die robuste Goldrute bevorzugt sonnige Lagen, kommt aber auch mit Halbschatten zurecht. Sie gedeiht bestens in sandigem, mäßig fruchtbarem, wasserdurchlässigem Boden und passt gut an den Gehölzrand zu Nelkenwurz, Wasserdost oder Indianernessel. Sie ist aber auch für Steingärten mit feuchtem Boden geeignet.

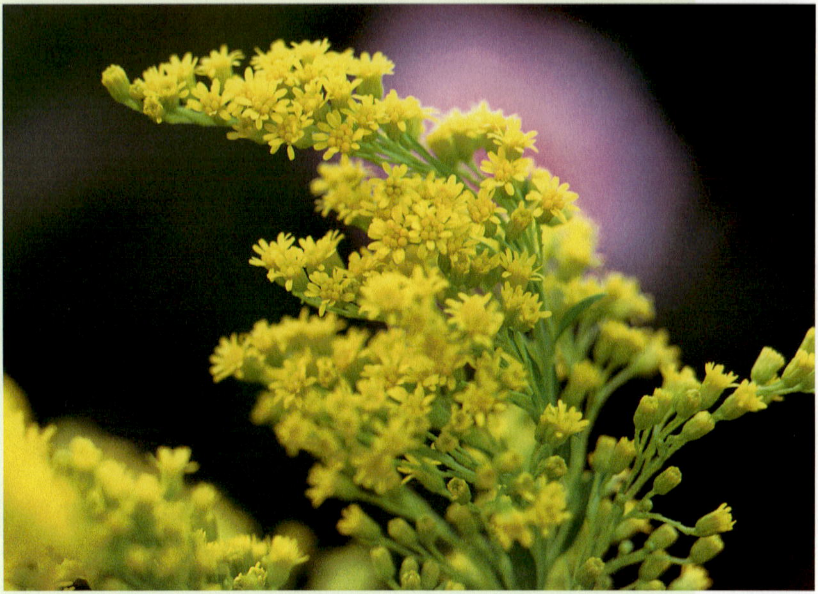

KULTUR: Zur Vermehrung kann die Pflanze im Herbst oder Frühling geteilt werden. Im Handel gibt es auch Samen und Jungpflanzen zu kaufen. Um eine Selbstaussaat zu verhindern, sollten abgeblühte Sprosse entfernt werden. Das Überwintern im Freien gelingt ohne Probleme. Die Goldrute ist anfällig für Echten Mehltau.

ERNTE: Die Sprossspitzen der Goldrute liefern harntreibende Substanzen. Geerntet wird von Juli bis September. Das Kraut kann getrocknet und als Tee zubereitet werden.

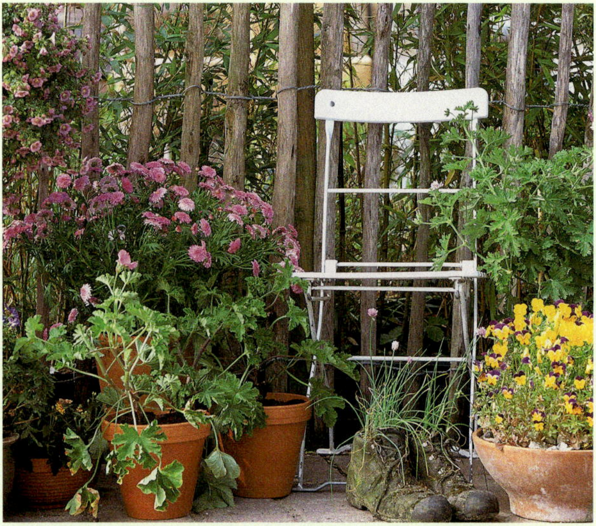

DER BESONDERE TIPP

GOLDRUTEN-TEEMISCHUNG

Bei Gichtbeschwerden mit verminderter Wasserausscheidung aus 20 g Goldrutenkraut, 10 g Birkenblättern, 10 g Löwenzahnwurzel, 10 g Hauhechelwurzel und 10 g Pfefferminzblättern eine Teemischung bereiten. 1 gehäuften Teelöffel der Mischung mit 1/4 Liter kochendem Wasser übergießen, ziehen lassen und abseihen. Kurmäßig über einen Zeitraum von 3–4 Wochen täglich 2 Tassen ungesüßten Tee trinken.

Verwendung

Heilwirkung:
Das Kraut stimuliert die Nierenfunktion und hilft wohltuend bei Nieren- und Blasenentzündungen. Aufgrund seiner harntreibenden Wirkung kann es auch zur Behandlung von rheumatischen Beschwerden und Hautschwellungen eingesetzt werden. Allerdings sollte die Goldrute bei Wasseransammlungen im Körper, die durch eingeschränkte Herz- oder Nierentätigkeit ausgelöst werden, nicht oder zumindest nicht in großer Menge und über einen längeren Zeitraum angewendet werden. Bei Angina hilft Gurgelwasser aus kaltem Goldrutentee.

Kosmetik:
Die Goldrute dient als gelber Farbstofflieferant zum Färben von Textilien.

Zierwert:
Im Garten werden Goldruten wegen ihrer attraktiven, leuchtenden Blütenköpfchen geschätzt. Sie liefern gute, haltbare Schnittblumen.

Wichtiger Hinweis:

Die Pollen der Goldrute sind mitverantwortlich für den weit verbreiteten Heuschnupfen. Wenn Sie chronisch nierenkrank sind, sollten Sie vor der Anwendung Ihren Arzt konsultieren.

Tanacetum parthenium
Mutterkraut

Lebensform:
⊙ – ∞

Standort:
☼ – ◑

Verwendung:
⚕ 🏆 ❀

Eigenschaften:
!

FAMILIE: Korbblütler (*Asteraceae*)

HERKUNFT: Die kurzlebige Staude stammt ursprünglich aus dem Kaukasus, ist mittlerweile aber als Heil- und Zierpflanze auch in anderen Teilen Europas verbreitet. Das Mutterkraut wurde vor allem in früheren Jahrhunderten – zu Hochzeiten des Kindbettfiebers – als Wehen förderndes Mittel eingesetzt.

MERKMALE: Die ein- bis mehrjährige Pflanze, die eine Höhe von etwa 50 cm erreicht, hat eiförmige, behaarte Grundblätter, die aus drei- bis fünfpaarigen Fiedern bestehen. Im Sommer erscheinen in Schirmrispen gänseblümchenartige Blüten mit gelben Röhren- und weißen Zungenblüten.

SORTENTIPPS: Vom Mutterkraut haben sich im Laufe der Zeit zahlreiche Sorten mit teilweise gefüllten Blüten herausgebildet. 'Aureum' hat goldgelbe Blätter und einfache, gelb überlaufene weiße Blütenköpfe. Die nur 20 cm hohe Sorte 'Butterball' bildet gefüllte, gelbe, 'Ball's Double White' gefüllte, weiße Blütenköpfchen. Die Polster bildende Zwergform 'Golden Moss' blüht gelb, die weiße 'Santana' mit Pomponblüten.

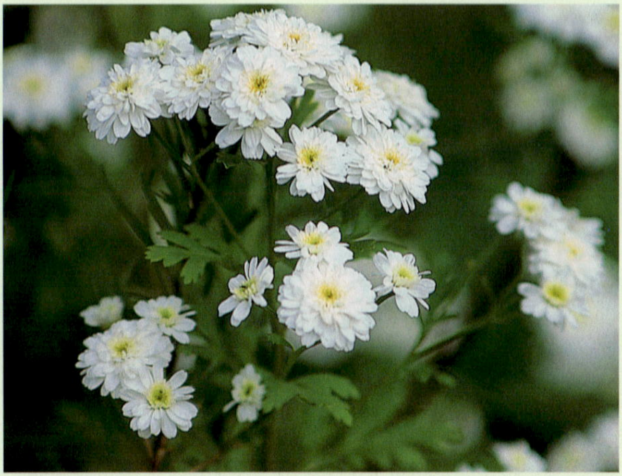

Verwandte Arten: Für den Laien sind die Unterschiede zwischen dem Mutterkraut und dem Balsamkraut oder der Frauenminze (*Tanacetum balsamita*) nur schwer auszumachen. Das Balsamkraut wächst etwa 1 m hoch und trägt etwas kleinere, weißgelbe Strahlenblüten. Im Garten wird die Pflanze wegen ihrer nach Balsam duftenden Blätter kultiviert. Als Gewürz für Suppen oder als Mittel zur Wundreinigung findet das Kraut schon seit dem 14. Jahrhundert Verwendung. Der Rainfarn (*T. vulgare*) trägt an bis zu 1,60 m hohen Sprossen goldgelbe Blütenköpfchen. Aufgrund seines strengen Geruchs wird er auch als natürliches Mittel gegen Insekten eingesetzt und dient innerlich verabreicht als Wurmkur. Darüber hinaus fördert er eine regelmäßige Menstruation. Seit dem 9. Jahrhundert würzt der Rainfarn Fisch, Likör und Wurst.

STANDORT: Das Mutterkraut wächst problemlos auf allen Böden, wenn diese nicht zu nass und zu schwer sind. Die Pflanze bevorzugt volle Sonne, wächst aber auch im Halbschatten.

KULTUR: *Tanacetum parthenium* und seine Sorten werden in der Regel ausgesät. Es emfiehlt sich, sie im Haus vorzukultivieren und ab April auszupflanzen. Je nach Sorte säen sie sich auch selbst aus. Darüber hinaus kann die Pflanze über Teilung und Stecklinge vermehrt werden. Sie eignet sich besonders gut zur Rabatteneinfassung.

ERNTE: Die Blätter des Mutterkrauts können entweder frisch geerntet oder getrocknet verzehrt werden.

DER BESONDERE TIPP

MUTTERKRAUT-GESICHTSMILCH

1 gute Hand voll Mutterkrautblätter mit 300 ml Milch in einem Topf 20 Minuten köcheln lassen. Abkühlen und dann durch ein Sieb in eine Flasche gießen. Kühl lagern. Diese Gesichtsmilch spendet trockener Haut Feuchtigkeit und verhindert Mitesser.

VERWENDUNG

HEILWIRKUNG:
Mutterkraut enthält ätherische Öle und Bitterstoffe. Früher wurde es als bitter schmeckender Tee verabreicht, um Geburten ebenso wie die Nachgeburt zu beschleunigen. Inzwischen hat auch die moderne Wissenschaft die heilkräftigen Substanzen dieses alten Hausmittels bestätigt und empfiehlt das Kraut gegen Kopfschmerzen und Migräne. Kleine Säckchen mit getrockneten Blättern im Kleiderschrank wirken gegen Motten.

KOSMETIK:
Aufgrund seiner Inhaltsstoffe wirkt das Kraut, auf die Haut aufgetragen, beruhigend und glättend.

ZIERWERT:
Mutterkraut sieht mit seinen hübschen Blütenköpfchen nicht nur im Garten in großen Guppen, sondern auch in kleinen Kübeln auf Balkon und Terrasse sehr hübsch aus.

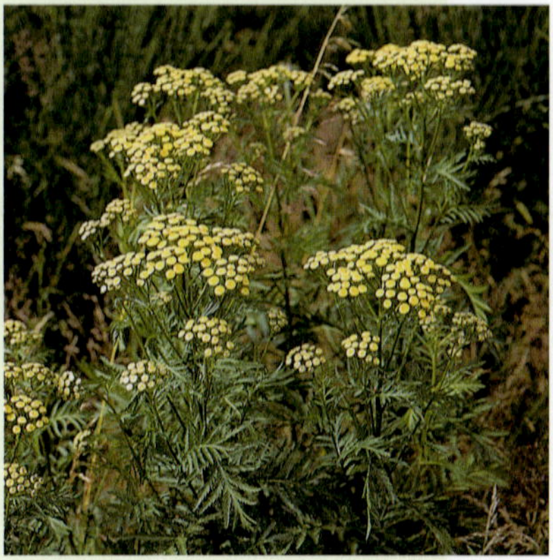

Rainfarn

WICHTIGER HINWEIS:

Da die Pflanze auch Giftstoffe enthält, sollte vorsichtig dosiert werden. Schwangere sollten auf den Verzehr von Mutterkraut verzichten. Von der Selbstbehandlung mit Rainfarn ist wegen der hohen Giftigkeit generell abzuraten.

Taraxacum officinale
Löwenzahn

Lebensform:
∞

Standort:
☼ – ◑

Verwendung:
✕ ⚕ ❀

Eigenschaften:
!

FAMILIE: Korbblütler (*Asteraceae*)

HERKUNFT: Die in Europa heimische Wildpflanze ist über die gesamte Nordhalbkugel verbreitet, wo sie bevorzugt auf Wiesen wächst. Ihre gesundheitlichen Vorzüge waren schon den Arabern und alten Griechen bekannt, im Mittelalter erlebte sie eine wahre Hochzeit. Im Volksmund ist sie auch als Pusteblume, Butterblume oder Kuhblume bekannt, in Frankreich wird sie wegen ihrer harntreibenden Wirkung »Pissenlit« genannt.

MERKMALE: Charakteristisch für die 20–40 cm hohe Staude sind die langen, stark gezähnten Blätter, die in einer Rosette aus der langen Pfahlwurzel austreiben. Im Frühjahr erscheinen dann auf hohlen, glatten Stängeln die leuchtend gelben Körbchenblüten, aus denen sich später die typischen Samenstände entwickeln. Diese »Pusteblumen« sind vor allem bei Kindern sehr beliebt. Die Pflanze enthält einen weißen, nicht giftigen Milchsaft und ist reich an Mineralstoffen, Vitamin C, Eisen, Kieselsäure sowie Gerb- und Bitterstoffen.

SORTENTIPPS: Für den Gemüsegarten gibt es speziell gezüchtete, blattreiche Sorten, die meist weniger Bitterstoffe enthalten.

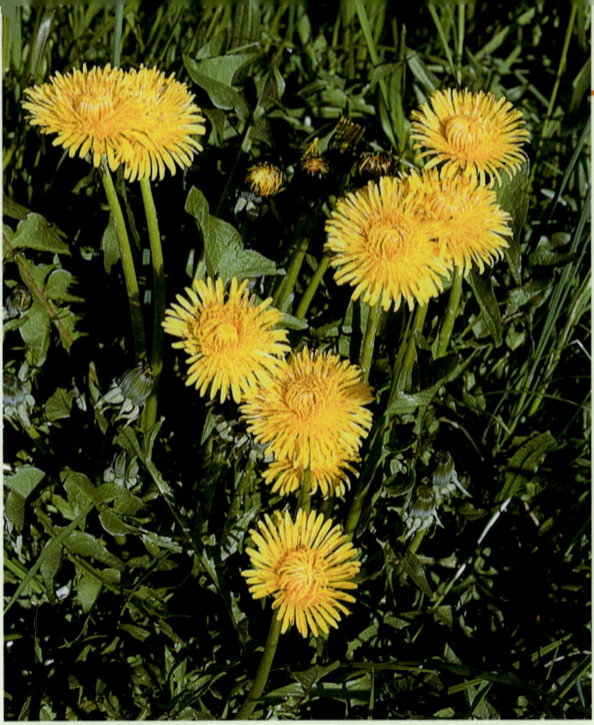

Beispiele sind 'Vollherziger', 'Lyonel' oder 'Nouvelle', wobei sich die letzten beiden auch für die Treiberei im Winter eignen.

Standort: Der pflegeleichte Löwenzahn gedeiht hervorragend in der Sonne wie im Halbschatten. Er braucht einen nährstoffreichen, tiefgründigen und lockeren Boden.

Kultur: Die beste Aussaatzeit erstreckt sich von Mitte bis Ende Mai. Man sät in Reihen von 25–30 cm Abstand, die Keimlinge werden später etwa auf den gleichen Abstand vereinzelt. Es ist wichtig, regelmäßig zu gießen und zu hacken. Soll der

Löwenzahn sich nicht ausbreiten, muss man die Blütenknospen ausbrechen. Im Winter lässt sich Löwenzahn wie Chicoree antreiben, die Blätter bleiben dann genauso bleich. Dazu gräbt man die Pflanzen im Herbst aus, schneidet das Laub einige Zentimeter über der Wurzel ab und stellt sie in mit Erde gefüllte schwarze Eimer oder große Töpfe. Die Pflanzen werden mit einem weiteren lichtundurchlässigen Gefäß abgedeckt und bei etwa 15–18 °C angetrieben. Nach 3–4 Wochen ist Erntezeit.

Ernte: Junge Blätter schneidet man direkt über dem Boden ab, wobei man das Herz der Pflanze nicht verletzen sollte. Während die grünen »Sommerblätter« leicht bitter schmecken, sind gebleichte »Winterblätter« zarter und milder. In einem geschlossenen Topf im Kühlschrank bleiben sie etwa 1 Woche haltbar. Neben den Blättern lassen sich die Wurzeln und Knospen in der Küche verwenden, die Blüten, Stängel und der Saft sind in der Naturheilkunde beliebt. Wenn man Löwenzahn in freier Natur erntet, sollte er nicht gerade auf stark gedüngten oder gespritzten Feldern bzw. am Straßenrand wachsen.

Der besondere Tipp

Power-Cocktail

1 Hand voll Löwenzahnblätter mit 1 ausgepressten Orange und 1 entkernten Apfel pürieren. Den Brei je nach Geschmack mit Honig süßen und mit 1/8 Liter Saft, Buttermilch oder Kefir auffüllen. Jeden Tag 1 Glas, und der Frühling kann kommen.

Verwendung

Kräuterküche:

Rohe Blätter sind eine vitaminreiche Salatbasis, die man gut mit Kartoffeln oder Eiern mischen kann. Sie lassen sich auch als Gemüse dünsten. Die Wurzeln kann man im Frühjahr oder Herbst ausgraben, in kleinen Stücken im Backofen rösten (10–15 Minuten bei 230–250 °C) und gemahlen als Kaffeeersatz verwenden.

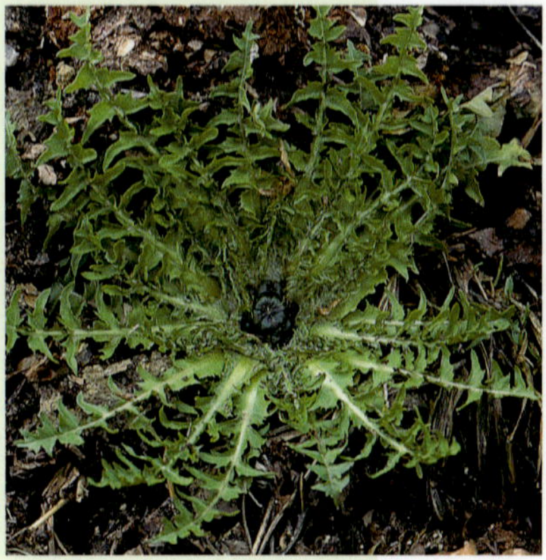

Heilwirkung:

Der harntreibende und blutreinigende Löwenzahn ist unverzichtbarer Bestandteil einer entschlackenden Frühjahrskur. Frische Stängel über 14 Tage verzehrt helfen genauso wie der Tee und Saft bei Hautausschlägen, Nierensteinen, Diabetes und rheumatischen Beschwerden. Für 1 Tasse Tee rechnet man 1 Esslöffel Wurzeln und Kraut.

Zierwert:

Mit den leuchtend gelben, bei Bienen ungemein beliebten Blüten bereichert die Staude jeden naturnahen Garten.

Wichtiger Hinweis:

Empfindliche Personen können auf Löwenzahn allergisch reagieren. Bei Erkankungen von Magen, Darm und Galle sollte man besser auf ihn verzichten oder die Einnahme mit dem Arzt besprechen. Der Milchsaft ist nicht giftig, hinterlässt jedoch dunkle Flecken auf Kleidung und Haut.

Thymus vulgaris
Thymian

Lebensform:
∞

Standort:
☼

Verwendung:

FAMILIE: Lippenblütler (*Lamiaceae)*

HERKUNFT: Der ursprünglich aus den Mittelmeerregionen und aus Nord- und Westafrika stammende Echte Thymian wurde von Mönchen über die Alpen gebracht. Schon die Ägypter, Griechen und Römer schätzten seine Wirkung. Als Würz- und Heilpflanze hielt er bereits Einzug in die mittelalterlichen Klostergärten.

MERKMALE: Der 30–40 cm hohe Halbstrauch hat stark verästelte und leicht verholzende Zweige. Die schmalen, festen Blätter sind am Rand etwas eingerollt und wirken daher nadelartig. Von Juni bis August bilden sich kleine, weißliche, rosa- oder lilafarbene Blüten, die in Scheinquirlen stehen.

VERWANDTE ARTEN: Der Zitronen-Thymian (*Thymus x citriodorus*) – eine Kreuzung zwischen Arznei-Thymian (*T. pulegioides*) und Echtem Thymian – duftet und schmeckt auffallend nach Zitrus und wird daher gerne für Salate verwendet, denen er eine raffinierte, säuerlich pikante Note verleiht. Er trägt blass lavendelfarbene Blüten, Sorten wie 'Aureus' und 'Golden King' blühen goldgelb.

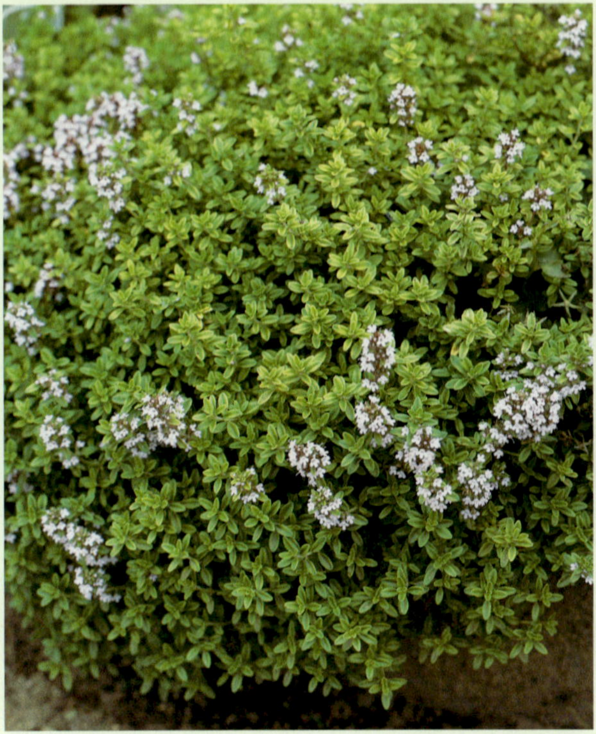

STANDORT: Im Garten benötigt Thymian volle Sonne und trockene, durchlässige Erde. Mit Ausnahme von Kompost benötigt der Halbstrauch keine zusätzliche Düngung.

KULTUR: Da Thymian zu den Lichtkeimern gehört, dürfen die Samen nur leicht mit Erde bedeckt werden. Ab Mai gelingt die Aussaat im Freien. Setzlinge sollten im Frühsommer mit einem Abstand von 20 x 20 cm gepflanzt werden. Von älteren Pflanzen können im Sommer Stecklinge geschnitten werden. Schneidet man die Pflanzen im Sommer oder Frühjahr regelmäßig zurück, bilden sich stets neue zarte Triebe. Der Echte Thymian ist frosthart. Bei feuchtem Boden ist das Überwintern problematisch, dann fault die Pflanze leicht.

ERNTE: Die Blätter und jungen Triebe des Thymians können von Mai bis November geerntet werden. Zum Trocknen schneiden Sie einen Teil des Strauches kurz vor der Blüte und breiten die Zweige an einem schattigen, luftigen Ort aus.

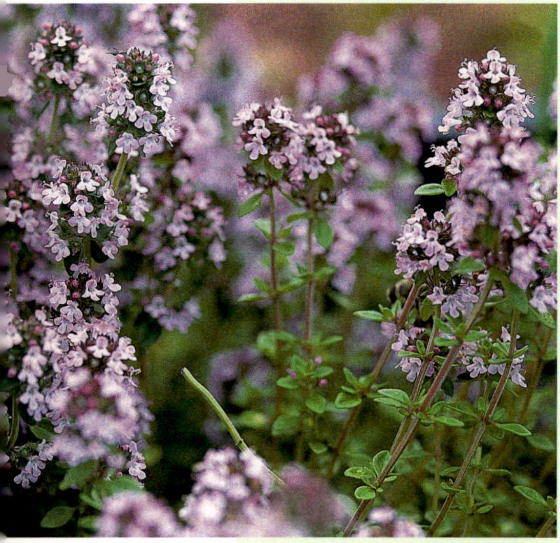

Zitronenthymian

DER BESONDERE TIPP

THYMIAN-DAMPFBAD

Bei Atemwegsinfektionen und Stirnhöhlenentzündungen, aber auch bei Hautunreinheiten 2 Hand voll frische Thymianblüten oder -blätter in eine Schüssel geben, mit 1 Liter kochendem Wasser übergießen und etwas ziehen lassen. Den Kopf, abgedeckt mit einem Handtuch, etwa 10 Minuten lang über die Schüssel halten. Danach das Gesicht kalt abwaschen und abtrocknen.

Verwendung

Kräuterküche:

Ob frisch oder getrocknet – mit seinem angenehmen, würzig süsslichen Geschmack eignet sich Thymian besonders zum Würzen von mediterranen Gerichten. Vor allem Lammfleisch verleiht er das besondere Aroma. Er ist fester Bestandteil der »Herbes de Provence«. Mit seiner entblähenden Wirkung entschärft Thymian fette und schwerverdauliche Speisen und verträgt im Gegensatz zu vielen anderen Kräutern auch langes Kochen. Getrockneter Thymian würzt im Übrigen stärker als die frischen Blätter.

Heilwirkung:

Thymian produziert reichlich ätherisches Öl mit den Hauptbestandteilen Phenol, Thymol und Carvacrol und wirkt daher verdauungsfördernd, entblähend, antiseptisch und beruhigend. Als Teezubereitung wird die Heilpflanze bei Durchfall, zur Behandlung von Mund- und Rachenentzündungen sowie zur Linderung von Husten und Bronchitis verabreicht. Als Kompressen und Lotion angewandt, hilft das Heilkraut bei kleinen Wunden, Quetschungen und Geschwüren. Dem Bad zugesetzt hilft Thymianöl bei Atemwegserkrankungen, Rheuma und allgemeiner Erschöpfung.

Tropaeolum majus
Kapuzinerkresse

Lebensform:
⊙

Standort:
☼ – ◐

Verwendung:
✕ 𝕬

Eigenschaften:
!

FAMILIE: Kapuzinerkressegewächse (*Tropaeolaceae*)

HERKUNFT: Die Große Kapuzinerkresse stammt ursprünglich aus den Andenstaaten Kolumbien, Ecuador, Peru und Bolivien, wo sie vor allem in kühleren Gebirgsregionen vorkommt. In ihrer Heimat wird die dekorative Rankpflanze schon seit langem auch als Heilpflanze mit keimtötender Wirkung geschätzt.

MERKMALE: Die frostempfindliche, einjährige Kletterpflanze entwickelt etwa 3 m lange, rankende Triebe. Die rundlichen bis nierenförmigen, hellgrünen Blätter sind am Rand gewellt. Von Sommer bis Herbst erscheinen einzeln in den Blattachseln hübsche gelbe, orangefarbene oder rote Blüten.

SORTENTIPPS: Die verschiedenen Sorten unterscheiden sich vorwiegend in Blütenfarbe, Blütenfüllung und Wuchshöhe. 'Peach Melba' hat cremegelbe, in der Mitte orangerote Blüten, 'Hermine Grasshof' blüht hellrot. Neben den kletternden Sorten gibt es auch kompakt buschige Vertreter.

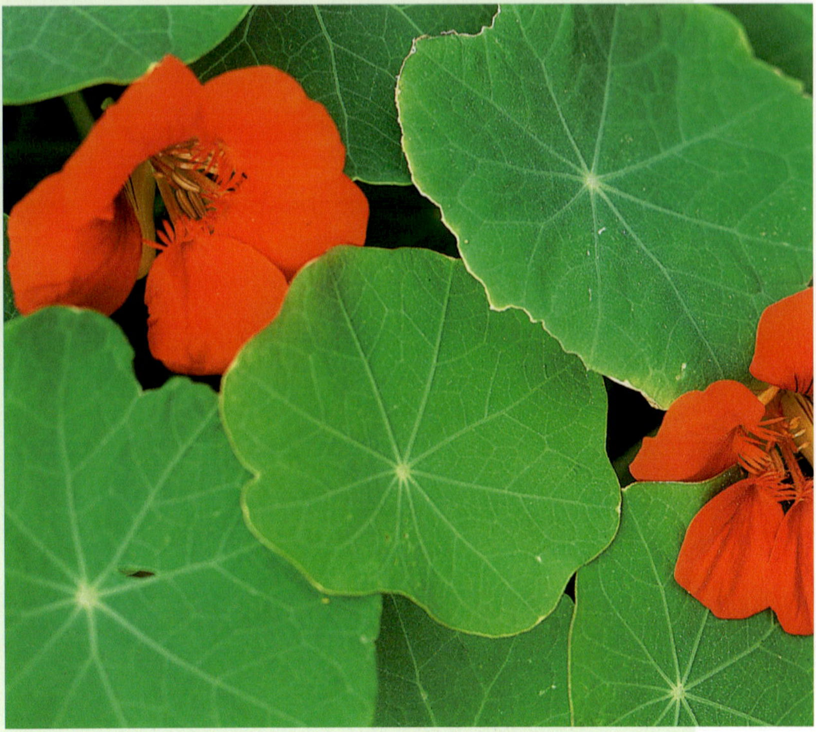

STANDORT: Die Pflanze bevorzugt einen sonnigen Platz im Garten, auf Terrasse oder Balkon, wächst aber auch noch im Halbschatten. Regelmäßige Düngung und Bewässerung im Sommer sind unerlässlich, wobei keine Staunässe entstehen darf. *Tropaeolum majus* stellt keine besonderen Bodenansprüche. Nährstoffreiches Erdreich, besonders mit einem hohen Stickstoffgehalt, fördert jedoch den Blattwuchs auf Kosten der Blüten, deshalb sollten nährstoffarme Böden bevorzugt werden. Kapuzinerkresse kann sowohl großflächige Bodenpartien bedecken als auch an Gerüsten klettern.

KULTUR: Kapuzinerkresse eignet sich sowohl für das Kräuterbeet im Garten als auch für Kübel und Töpfe auf Terrasse oder Balkon. In Mischkultur mit Obstbäumen oder Kohl wehrt sie Blattläuse und Raupen ab. Die einjährige Pflanze sollte wegen ihrer Frostempfindlichkeit nicht vor Mai im Freien ausgesät werden. Ab April kann man sie im Haus vorkultivieren. Dabei legt man am besten 3–4 Samen in einen kleinen Topf aus.

ERNTE: Obwohl die Kapuzinerkresse in unseren Gärten weit häufiger als Zierpflanze kultiviert wird, ist sie dennoch ein schmackhaftes Küchenkraut. Fast alle Pflanzenteile können in der Küche verwendet werden – neben den Blüten auch Knospen und Blätter. Die jungen Blätter, die stets frisch zubereitet werden, erntet man von Mai bis Oktober, die Blüten während der Blütezeit.

DER BESONDERE TIPP

WÜRZIG EINGELEGTE KNOSPEN

Eingelegt in Essig und Salzlake sind die unreifen Blütenknospen der Kapuzinerkresse ein feiner und sehr schmackhafter Karpernersatz.

VERWENDUNG

KRÄUTERKÜCHE:
Die leicht bitteren Blätter verleihen mit ihrem senfähnlichen Geschmack Salaten, Frischkäse, Quark oder Omeletts eine pikante Note. Klein geschnitten verfeinern sie Soßen und Vinaigrettes. Am besten eignen sich ganz junge Blätter. Die saftigen Blüten schmecken mild und werden vollständig oder zerkleinert, roh oder kurz erhitzt und auch gerne als essbare Dekoration verwendet. Kapuzinerkresse harmoniert mit fast allen Frühlingskräutern.

WICHTIGER HINWEIS:

Die Blätter der Kapuzinerkresse sollte man in Maßen zu sich nehmen, da es sonst zu Magen-Darm-Reizungen kommen kann.

HEILWIRKUNG:
Die Pflanze besitzt einen hohen Gehalt an ätherischen Ölen und wird daher in ihrer mittel- und südamerikanischen Heimat auch als Heilkraut für Wunden genutzt. Wegen ihrer keimtötenden Eigenschaften findet Sie auch bei inneren Infektionen wie Harnwegsentzündungen Anwendung. Kapuzinerkresse fördert den Appetit, wirkt leicht abführend und erhöht die allgemeine Widerstandskraft des Körpers.

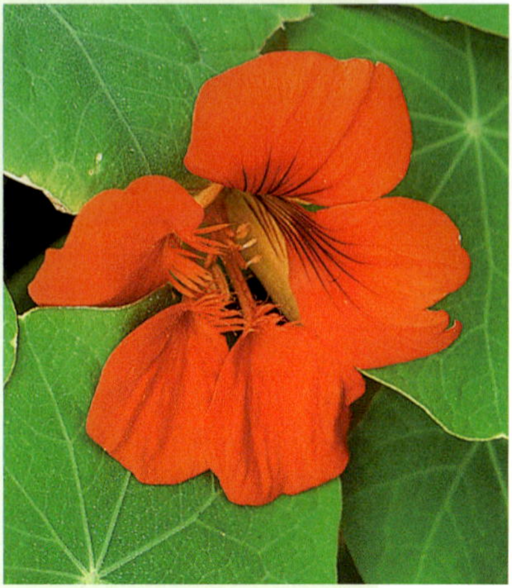

Valeriana officinalis
Baldrian

Lebensform:
∞

Standort:
☼ – ◐

Verwendung:
⚕ 🏆 ❀

Eigenschaften:
!

FAMILIE: Baldriangewächse (*Valerianaceae*)

HERKUNFT: Der Echte Baldrian, auch unter den Namen »Katzenkraut«, »Waldspeik« und »Mondwurzel« bekannt, ist eine weltweit verbreitete Pflanze, die an feuchten Standorten wie Bachufern, Wiesen- und Waldrändern vorkommt. Im Mittelalter schätzte man ihn als Mittel gegen Gicht und Seitenstechen, außerdem wurden mit diesem Kraut auch Hexen und Dämonen abgewehrt. Die Pflanze ist schon seit mehreren Jahrhunderten für ihre beruhigende Wirkung bekannt und wird heute für pharmakologische Zwecke auch großflächig angebaut.

MERKMALE: Die aufrechte, bis zu 2 m hoch wachsende Staude bildet kurze, aber sehr kompakte Rhizome. Aus dem Wurzelstock wachsen fleischige, verzweigte Sprosse, die hellgrüne, tief eingeschnittene Fiederblätter tragen. Von Juli bis August erscheinen in schirmartigen Trugdolden kleine, weiße oder rosafarbene Blüten. Die Pflanze enthält Akaloide, die eine beruhigende Wirkung haben.

STANDORT: Baldrian gedeiht im Garten in der Sonne wie im Halbschatten und bevorzugt feuchten Boden. Er eignet sich

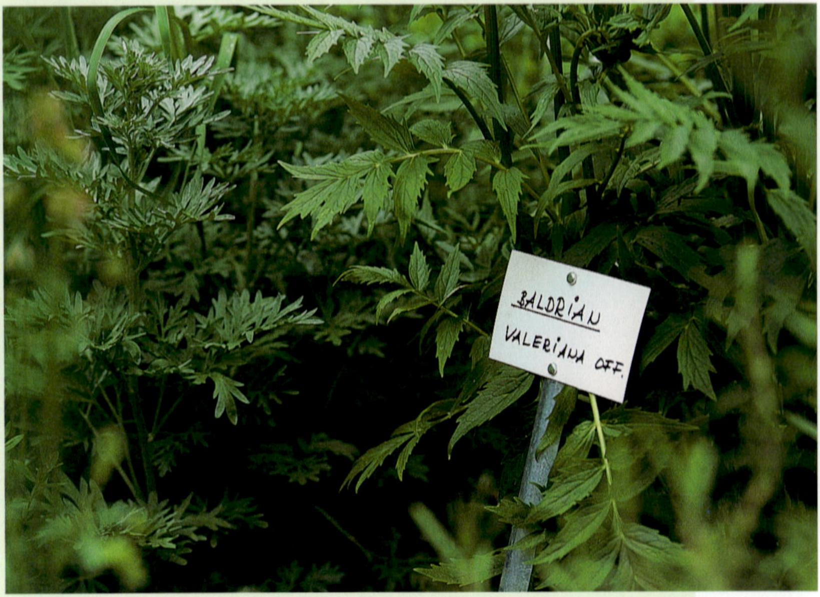

gut zur Bepflanzung von großen Landhausgärten, Staudenrabatten oder Kräutergärten, benötigt dort, weil er zur Ausläuferbildung neigt, aber etwas Platz. In Wildblumengärten kann die Staude auch ausgewildert werden.

KULTUR: Die Staude wird bis zu 2 m hoch und erreicht eine Breite von etwa 80 cm. Die einzelnen Pflanzen sollten daher im Abstand von 40 cm angepflanzt und mit reichlich Kompost bedacht und gut feucht gehalten werden. Vermehrt wird Baldrian über Aussaat, im Frühling im Haus, im Spätsommer dirket an Ort und Stelle. Von angewachsenen Pflanzen kann man Ausläufer vermehren, ältere Exemplare lassen sich im Herbst oder Frühjahr teilen. Ein lockerer, feuchter Boden ohne Staunässe ist Voraussetzung für gutes Gedeihen.

ERNTE: Beim Baldrian bilden die Wurzeln den heilkräftigen Teil der Pflanze. Im Herbst können Teile der Wurzeln von älteren, eingewachsenen Stauden abgetrennt werden. Diese werden zur Konservierung zunächst gründlich gesäubert, unter fließendem Wasser abgebürstet und anschließend wieder trocken gerieben. Größere Wurzeln sollten in Stücke geschnitten werden, bevor sie aufgereiht auf eine Schnur oder bei milder Wärme im Backofen gedörrt werden. Achten Sie bei der Ernte darauf, die Pflanze nicht zu stark zu schwächen.

DER BESONDERE TIPP

BALDRIAN-BAD

100 g Baldrianwurzel mit 1 Liter kochendem Wasser übergießen, 10 Stunden ziehen lassen und abseihen, die Flüssigkeit dann dem Badewasser zusetzen. Oder etwas einfacher: 250 g Baldrian-Tinktur aus der Apotheke in die Wanne geben. Die Wassertemperatur sollte bei 38 °C liegen, die Badedauer 15 Minuten nicht überschreiten.

Verwendung

Wichtiger Hinweis:
Bei längerer Anwendung und Überschreiten der empfohlenen Dosierung kann Baldrian Nebenwirkungen wie Kopfschmerzen, Übelkeit und Herzrasen herbeiführen.

Heilwirkung:

Baldrian wird erfolgreich angewandt bei Schlaflosigkeit, nervösen Angstzuständen und stressbedingten Störungen. Die beruhigende Wirkung wird auf die sogenannten Valepotriate zurückgeführt. Darüber hinaus enthält das Kraut Isovaleriansäure, Ester, Gerb- und Schleimstoffe sowie ätherische Öle. Bei Nervosität und Schlaflosigkeit bringt ein Baldrianbad – vor dem Schlafengehen angewandt – schnell Entspannung. Aber Vorsicht, schon Mancher soll in der Badewanne eingeschlafen sein! Es wird der Pflanze auch eine Wirkung als Appetitzügler zugesprochen. Für 1 Tasse Tee werden 1–2 Teelöffel der fein zerkleinerten Wurzel mit kochendem Wasser überbrüht. Nach 10 Minuten ist die Mischung trinkfertig.

Kosmetik:

Baldrianöl findet auch in der Industrie als Duftstoff in Parfums und als Aromastoff bei der Zubereitung von Speisen und Getränken Verwendung.

Zierwert:

Die Pflanze bringt im Sommer aus ihrem schmückenden Laub zahlreiche weiße bis rosa Blüten hervor. Getrocknet kann man sie für dekorative Kräutersträuße verwenden.

Register

Fotonachweis

Roland Spohn: S. 23, 35, 39, 51, 55, 59, 67, 71, 75, 87, 91, 92, 103, 115, 127, 135, 171, 185, 187, 199, 203, 207, 211, 215, 227, 228, 231, 243, 245, 255, 260, 267, 269, 279, 281

Anette Timmermann: Vor-/Nachsatz, S. 9, 10, 11, 13, 14, 19, 31, 33, 43, 49, 60, 73, 76, 79, 83, 84, 107, 113, 119, 123, 128, 143, 151, 152, 161, 175, 179, 183, 195, 196, 221, 223, 233, 235, 239, 247, 251, 253, 259, 271, 272, 275, 283, 284, 287, 289, 291

Werner Rauh: S. 29, 47, 95, 99, 111, 139, 159, 163, 167, 191, 277

Elvira Groß: S. 63, 131, 147, 155, 219, 263

Brigitte Sporrer und Alena Hrbkova: S. 27, 36, 45, 52, 57, 101, 117, 164, 220, 225, 265

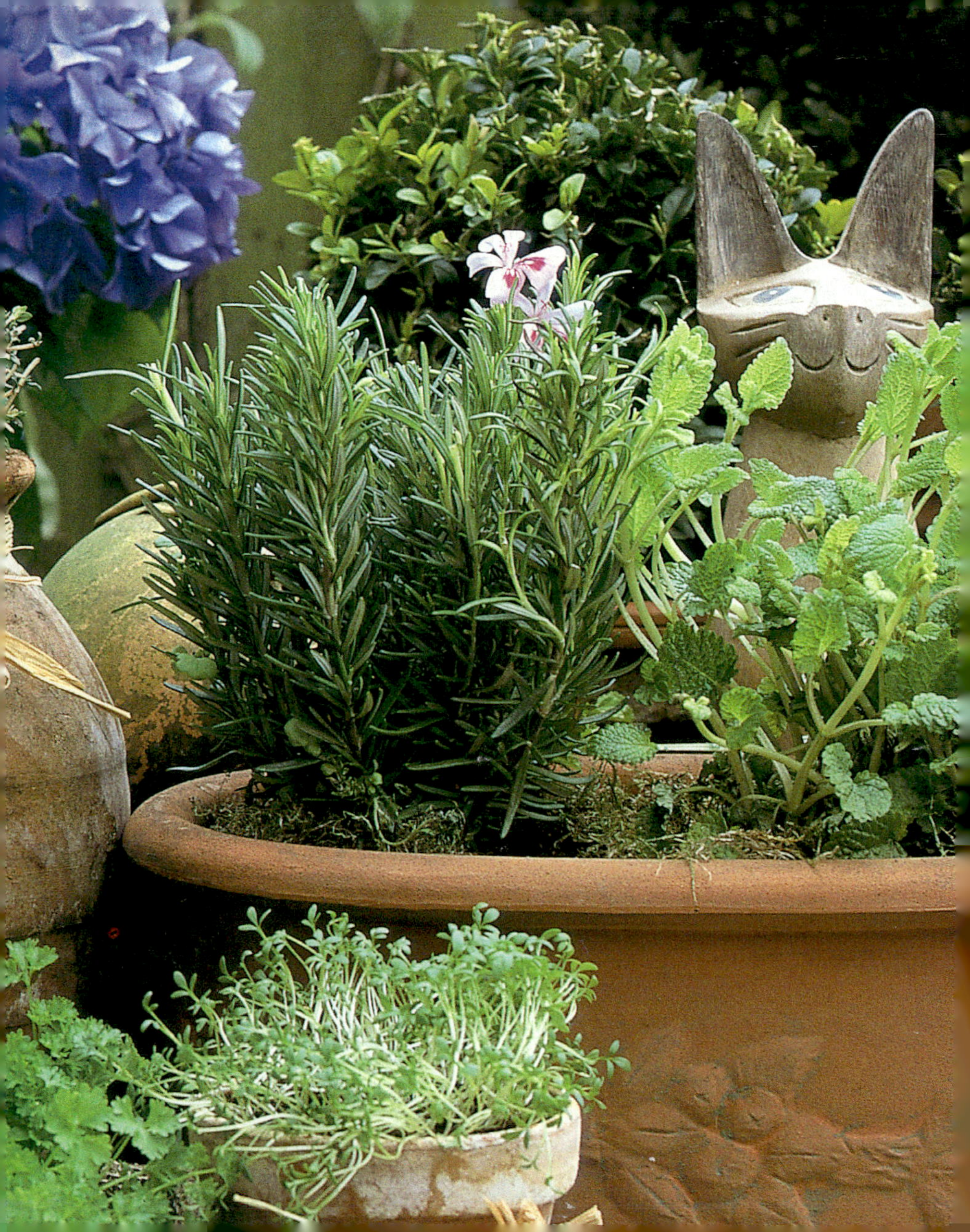